D1735044

Mit freundlicher Unterstützung von

Novartis Pharma GmbH

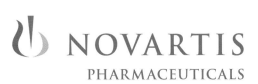

Empfehlungen zu Diagnostik, Therapie und Prophylaxe von Infektionen sowie Impfungen nach Nierentransplantation

Ergebnisse eines Konsensustreffens deutscher Transplantationsmediziner

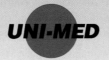

UNI-MED Verlag AG

Bremen - London - Boston

Hauser, Ingeborg A.; Nashan, Björn; Zeier, Martin:
Empfehlungen zu Diagnostik, Therapie und Prophylaxe von Infektionen sowie Impfungen nach Nieren-
transplantation – Ergebnisse eines Konsensustreffens deutscher Transplantationsmediziner/Ingeborg A.
Hauser, Björn Nashan, Martin Zeier.-
1. Auflage - Bremen: UNI-MED, 2013
ISBN 978-3-8374-2219-1

© 2013   by UNI-MED Verlag AG, D-28323 Bremen,
              International Medical Publishers (London, Boston)
              Internet: www.uni-med.de, e-mail: info@uni-med.de

Printed in Europe

UNI-MED. Die beste Medizin.

In der Reihe UNI-MED SCIENCE werden aktuelle Forschungsergebnisse zur Diagnostik und Therapie wichtiger Erkrankungen "state of the art" dargestellt. Die Publikationen zeichnen sich durch höchste wissenschaftliche Kompetenz und anspruchsvolle Präsentation aus. Die Autoren sind Meinungsbildner auf ihren Fachgebieten.

Vorwort und Danksagung

Nierentransplantierte Patienten haben ein stark erhöhtes Risiko, Infektionen, insbesondere solche mit opportunistisch-pathogenen Erregern, zu erwerben, denn sie benötigen zum Schutz der fremden Niere vor dem eigenen Immunsystem eine lebenslange Immunsuppression. Infektionskrankheiten tragen bei Organtransplantierten wesentlich zur Morbidität und Mortalität bei und verdienen daher ebenso viel Beachtung wie Abstoßungsreaktionen. In dem hier vorliegenden Statement wurden von einer Expertengruppe Empfehlungen zum Screening, Monitoring sowie zur Therapie und Prophylaxe der besonders wichtigen oder auch bisher wenig beachteten Infektionen nach Nierentransplantation erarbeitet.

Frankfurt/M., Hamburg, Heidelberg, im September 2013

Prof. Dr. med. Ingeborg A. Hauser
Prof. Dr. med. Björn Nashan
Prof. Dr. med. Martin Zeier

Autoren

Prof. Dr. med. Ingeborg A. Hauser
Med. Klinik III - Nephrologie
Leiterin Nierentransplanation
Klinikum der Johann Wolfgang Goethe UniversitätTheodor-Stern-Kai
60596 Frankfurt/M.

Prof. Dr. med. Björn Nashan
Direktor der Klinik und Poliklinik für Hepatobiliäre Chirurgie und Transplantationschirurgie
Universitätsklinikum Hamburg-Eppendorf
Martinistraße 52
20246 Hamburg

Prof. Dr. med. Martin Zeier
Ärztlicher Leiter Nierenzentrum Heidelberg
Im Neuenheimer Feld 162
69120 Heidelberg

Inhaltsverzeichnis

1.	**Einleitung**	**12**

2.	**Spezielle Infektionen: Viren**	**14**
2.1.	Polyomaviren (BK-Viren)	14
2.1.1.	Hintergrund	14
2.1.2.	Definition	14
2.1.3.	Diagnostik	14
2.1.4.	Therapie	15
2.2.	Zytomegalieviren (CMV)	15
2.2.1.	Hintergrund	15
2.2.2.	Definition	15
2.2.3.	Diagnostik	17
2.2.4.	Prophylaxe und Therapie	17
2.3.	Epstein-Barr-Viren (EBV)	20
2.3.1.	Hintergrund	20
2.3.2.	Definition	20
2.3.3.	Diagnostik	20
2.3.4.	Prophylaxe	21
2.3.5.	Therapie	21
2.4.	Humanes Herpesvirus Typ 8 (HHV-8)	22
2.4.1.	Hintergrund	22
2.4.2.	Definition	22
2.4.3.	Diagnostik	22
2.4.4.	Therapie	22
2.5.	Hepatitis-C-Koinfektion	23
2.5.1.	Hintergrund	23
2.5.2.	Diagnostik	23
2.5.3.	Therapie	23
2.6.	Noroviren	23
2.6.1.	Hintergrund	23
2.6.2.	Definition	23
2.6.3.	Diagnostik	24
2.6.4.	Therapie	24

3.	**Spezielle Infektionen: Bakterien**	**26**
3.1.	Methicillin-resistente Staphylococcus aureus (MRSA)	26
3.1.1.	Hintergrund	26
3.1.2.	Diagnostik	26
3.1.3.	Therapie	26
3.2.	Vancomycin-resistente Enterokokken (VRE)	27
3.2.1.	Hintergrund	27
3.2.2.	Definition	27
3.2.3.	Diagnostik	27
3.2.4.	Prävention und Therapie	28
3.3.	Tuberkulose	28
3.3.1.	Hintergrund	28
3.3.2.	Definitionen	28

3.3.3.   Diagnostik 28
3.3.4.   Therapie 29
3.4.   Listerien 29
3.4.1.   Hintergrund 29
3.4.2.   Diagnostik 30
3.4.3.   Therapie 30
3.4.4.   Prävention 30

4.   Spezielle Infektionen: Pilze   32

4.1.   Hefepilze 32
4.1.1.   Hintergrund 32
4.1.2.   Definition 32
4.1.3.   Diagnostik 32
4.1.4.   Therapie 32
4.2.   Schimmelpilze 33
4.2.1.   Hintergrund 33
4.2.2.   Definition 33
4.2.3.   Diagnostik 33
4.2.4.   Therapie 34

5.   Spezielle Infektionen: Besondere Keime   36

5.1.   Pneumocystis jirovecii 36
5.1.1.   Hintergrund 36
5.1.2.   Definition 36
5.1.3.   Diagnostik 36
5.1.4.   Prophylaxe und Therapie 37
5.2.   Nocardia 37
5.2.1.   Hintergrund 37
5.2.2.   Diagnostik 38
5.2.3.   Prophylaxe und Therapie 38
5.3.   Toxoplasma gondii 39
5.3.1.   Hintergrund 39
5.3.2.   Definition 40
5.3.3.   Diagnostik 40
5.3.4.   Prophylaxe und Therapie 41

6.   Besondere Risikofaktoren   44

6.1.   Ältere Transplantatempfänger 44
6.2.   Diabetes mellitus 44
6.3.   Leukopenie 44
6.4.   Arzneimittelinteraktionen zwischen Immunsuppressiva und Antiinfektiva 44

7.   Impfungen und Impfempfehlungen   50

8.   Zusammenfassung und Fazit   54

9.   Literatur   56

Index   63

Einleitung

1. Einleitung

Durch neue und potente immunsuppressive Therapien konnte die Inzidenz von frühen Abstoßungsreaktionen nach Organtransplantation deutlich reduziert werden. Doch die begleitenden Risiken, wie die Empfänglichkeit der Organtransplantierten für Infektionen und Malignome, haben gleichzeitig eher zugenommen (1). Im ersten Jahr nach Transplantation machen ca. 50 % aller Transplantat-Empfänger mindestens eine Infektionsepisode durch, und schwere Infektionen sind die zweithäufigste Todesursache nach Transplantation (2). In der Langzeitphase nach NTX sind immerhin noch ca. 25 % aller Transplantierten von einer Infektion betroffen. Diese hohe Morbidität und Mortalität machen ein intensives und frühzeitiges diagnostisches Monitoring dieser Risikopopulation notwendig (3).

Als Infektionsquellen kommen bei Organtransplantierten nicht nur die Umgebung, sondern auch das Spenderorgan in Frage, darüber hinaus sind auch endogene Reaktivierungen infolge der immunsuppressiven Therapie häufiger als in der Allgemeinbevölkerung.

Gleichzeitig wird die Diagnose der Infektionen gerade bei Organtransplantierten erschwert: Denn durch die Immunsuppression werden oft auch die Zeichen der Infektion verschleiert. Darüber hinaus können andere mögliche Fieber-Ursachen, wie zum Beispiel Abstoßungsreaktionen, zu Fehlinterpretationen verleiten. Insgesamt ist also die frühzeitige Diagnose von Infektionen bei Organtransplantierten besonders schwierig. Dennoch ist sie aber gerade bei dieser Risikopopulation essentiell (3). Die folgenden Empfehlungen sollen eine Hilfestellung sein, um wichtige Infektionen zu vermeiden beziehungsweise rechtzeitig zu diagnostizieren und adäquat zu behandeln.

Spezielle Infektionen: Viren

2. Spezielle Infektionen: Viren

2.1. Polyomaviren (BK-Viren)

2.1.1. Hintergrund

Polyomaviren können die transplantierte Niere infizieren. In der Folge kommt es zu einer **interstitiellen Nephritis**, die histologisch manchmal nur schwer von einer Abstoßung unterschieden werden kann und zu einer Verschlechterung der Nierenfunktion führt (2). Die auslösenden Polyomaviren gehören zu über 95 % dem Subtyp BK (*BK-Viren*, benannt nach den Initialen des Patienten, bei dem dieses Virus erstmals isoliert wurde) und zu weniger als 5 % dem Subtyp JC an (12). Die BKV - assoziierte Transplantat-Nephropathie (*BKVN: BK-Virus-assoziierte Nephropathie*) zählt nach Abstoßungen und CNI-Toxizität zu den Hauptursachen einer Transplantatdysfunktion in der Frühphase nach Nierentransplantation.

BK-Viren besitzen einen deutlichen Tropismus für renale und uroepitheliale Zellen. Die Erstinfektion erfolgt meist bereits im Kindesalter, und die Seroprävalenzrate erreicht im frühen Erwachsenenalter etwa 90 %. Bei 5-10 % der immunkompetenten Erwachsenen ist eine Viruspersistenz in den Nieren und im Harntrakt mit einer geringgradigen Virurie nachweisbar (12). Im Rahmen der Immunsuppression kann es zur Reaktivierung dieser persistierenden Viren kommen (4) – so steigt bei immunsupprimierten Patienten die Häufigkeit einer Virurie auf 20-60 % an (12). Von einer BK-Reaktivierung betroffen sind in erster Linie Patienten mit Abstoßungsreaktionen in der Anamnese und mit besonders intensiver Immunsuppression, wie Tripeltherapien, die Tacrolimus, MMF plus Kortikosteroide enthalten (2,97,115,120). Dass nicht nur die Intensität der Immunsuppression, sondern auch die gewählten Immunsuppressiva entscheidend sind, machen aktuelle Studien deutlich: So wurde beispielsweise in der Studie A2309 unter der Standardtherapie mit Ciclosporin und Mycophenolat (MPA) zu Monat 12 eine höhere Inzidenz der Virurie (3,3 %) und Virämie (1,8 %) registriert als unter der Therapie mit Niedrigdosis-Ciclosporin und Everolimus (Everolimus 1,5 mg: Virurie 0,7 %, Virämie 1,1 %, 3,0 mg: Virurie 0,4 %, Virämie 0,7 %) (109). Diese Ergebnisse wurden in einer weiteren Studie bestätigt (138).

Auch nach 24 Monaten wurde unter der Standardtherapie eine signifikant erhöhte Inzidenz von BK-Virusinfektionen (4,8 %) im Vergleich zur Therapie mit Niedrigdosis-Cyclosporin und Everolimus (Everolimus 1,5 mg: 0,7 %; 3 mg: 1,4 %) verzeichnet (136).

Die BK-Virurie geht, als Zeichen einer viralen Reaktivierung und einsetzenden Replikation, der Virämie voraus, die dann, falls persistierend, zu einer BKVN führt (12). Die Prävalenzraten einer BKVN liegen bei Empfängern von Nierentransplantaten zwischen 1 und 10 %, wobei die Unterschiede eher auf die immunsuppressiven Protokolle als auf epidemiologische Unterschiede zurückzuführen sind (12). Ohne ein BK-Screening entwickelt sich die klinisch offensichtliche BKVN im Durchschnitt 12 Monate nach Transplantation (12).

Wird die Nephritis als akute Abstoßung fehlinterpretiert, dann droht bei weiterer Steigerung der Immunsuppression die weitere Verschlechterung oder sogar der Verlust der Nierenfunktion (2,12). Solche Fälle wurden vor allem unter Verwendung einer potenten Immunsuppression sowie im Zusammenhang mit Antikörpertherapien beobachtet (2).

2.1.2. Definition

Eine **aktive BK-Infektion** liegt bei mindestens einem der beiden folgenden Kriterien vor:

- BK-Virusload im Plasma in der spezifischen PCR (*Polymerase-Kettenreaktion*) über der Nachweisgrenze

oder

- Nachweis einer BK-Nephritis (s.u.) (4).

2.1.3. Diagnostik

Die frühzeitige Diagnose einer BK-Reaktivierung ermöglicht es, irreversible Nierenschädigungen zu verhindern (12). Dies kann allerdings nur durch ein sorgfältiges Monitoring und die rechtzeitige Identifikation von Patienten mit BK-Virämie, die als obligates Vorzeichen der BKVN anzusehen ist, erreicht werden (12). Eine nachgewiesene BK-Virämie hat einen höheren prädiktiven Wert bezüglich einer BKVN als eine BK-Virurie (4) und gilt als Surrogatmarker der Parenchymbeteiligung (12).

Zum Screening wird der molekularbiologische Nachweis von BKV im Plasma, z.B. mittels PCR, bei allen Patienten nach Nierentransplantation empfohlen (40). Sie sollte in den ersten 3-6 Monaten einmal im Monat, danach im ersten Jahr nach Transplantation alle 3 Monate sowie bei jeder unklaren Serum-Kreatinin-Erhöhung sowie nach jeder Abstoßungs-Therapie erfolgen (40). Die Bestimmung der BK-Viruslast im Plasma ist wegen der starken Korrelation mit der Parenchymschädigung besonders gut zur Verlaufsbeurteilung einer bereits diagnostizierten BKVN geeignet (4,12). Sobald BK-Virus im Plasma nachweisbar ist, sollte die immunsuppressive Medikation reduziert werden.

Für den Nachweis einer BKVN ist eine **Nierenbiopsie** erforderlich – sie sollte daher bei konkretem Verdacht auf BKVN, z.B. bei entsprechendem positiven Virusnachweis beim Screening sowie bei unklarer Verschlechterung der Nierenfunktion, durchgeführt werden (97,121). In der Frühphase der Erkrankung besitzt die Histologie allerdings nur eine begrenzte Sensitivität, da die fokal auftretenden virusinfizierten Tubuluszellen in dem Biopsat zufällig nicht getroffen sein können (12,98). Sind sie vorhanden, so können Viren mittels der SV40 Färbung lichtmikroskopisch im Gewebe sowie elektronenmikroskopisch nachgewiesen werden (12,98). Typische Decoyzellen in der Urindiagnostik werden zwar oft bei BKVN beobachtet, ihr Nachweis reicht jedoch zur Diagnosesicherung nicht aus (4).

2.1.4. Therapie

Die Basis der BKVN-Prophylaxe und -Therapie besteht in der Reduktion der Immunsuppression (2,12,121). Diese Maßnahme sollte so früh wie möglich ergriffen werden, denn die Rekonstitution des Immunsystems mit konsekutiver Kontrolle der BKV-Infektion benötigt 4-12 Wochen (12). Das Hauptrisiko dieser Maßnahme ist die Entwicklung einer akuten Abstoßungsreaktion, die allerdings mit einer Inzidenz von 10-15 % kalkulierbar ist (12).

Zusätzlich kann der Einsatz von Substanzen mit potentieller Anti-BKV-Aktivität (z.B. Cidofovir, Leflunomid, Chinolone, i.v.-Immunglobuline) erwogen werden (12). Allerdings liegen evidenzbasierte Daten aus prospektiven, randomisierten Studien zum klinischen Einsatz und Erfolg dieser Substanzen derzeit nicht vor, ebenso wenig eine entsprechende Zulassung zur Anti-BKV-Therapie (12).

2.2. Zytomegalieviren (CMV)

2.2.1. Hintergrund

Infektionen durch Zytomegalieviren sind mit die bedeutsamsten opportunistischen Virusinfektionen nach Organtransplantation (2,3,5). Durch Verbesserungen der Diagnostik und Therapie haben sie zwar ihren Schrecken verloren, sollten aber als Morbiditätsfaktor immer in Betracht gezogen werden (2). Bei mehr als zwei Dritteln der Organspender und -empfänger ist eine durchgemachte CMV-Infektion anhand spezifischer CMV-Antikörper vom Typ IgG vor der Transplantation nachweisbar (5). Das Risiko für die Häufigkeit und Schwere einer CMV-Erkrankung wird wesentlich durch den CMV-Serostatus von Spender und Empfänger bestimmt:
CMV-negative Empfänger mit einem CMV-positiven Transplantat (D+/R-) (D = Donor, R = Recipient) haben ohne Prophylaxe mit einer Inzidenz symptomatischer Infektionen von 68 % das höchste Risiko, gefolgt von den Konstellationen D+/R+ (33 %) und D-/R+ (13 %), während das geringste Risiko mit 4 % bei CMV-Negativität von Spender und Empfänger (D-/R-) vorliegt (116).

2.2.2. Definition

Wichtig ist die Unterscheidung zwischen CMV-Infektion (aktiv oder latent), CMV-Syndrom und CMV-Erkrankung (2,4,5):

▶ Eine **latente CMV-Infektion** ist asymptomatisch und lediglich anhand von spezifischen IgG-Antikörpern nachweisbar.

▶ Eine **aktive CMV-Infektion** kann ebenfalls asymptomatisch verlaufen, es ist aber neben spezifischen Antikörpern auch eine Virusreplikation nachweisbar.

▶ Von einem **CMV-Syndrom** spricht man, wenn außer dem Nachweis der aktiven CMV-Infektion auch unspezifische Krankheitssymptome wie Fieber, Abgeschlagenheit sowie laborchemische Veränderungen wie Leukopenie, Thrombozytopenie oder Transaminasenerhöhungen auftreten.

Zusammenhang zwischen CMV-Infektion und Immunsuppression

Das Risiko einer CMV-Infektion von Transplantatempfängern wird von der Art, beispielsweise bei der Verwendung von Antilymphozytentherapien und der Intensität der Immunsuppression beeinflusst (5,139,140,143). Ciclosporin und Tacrolimus sowie Low-dose-Prednison (keine Stoßtherapie) haben begrenzte Effekte auf die CMV-Reaktivierung (3). Unter einem Tripel-Regime, das IMPDH-Inhibitoren (MMF oder EC-MPS) enthält, liegen die Infektionsraten im ersten Jahr bei 20 %, wohingegen der Einsatz von mTOR-Inhibitoren offenbar mit einer CMV-Risikominderung einhergeht (107-114,140). In einer aktuellen Vergleichsstudie (A2309) war bei *de novo* Nierentransplantierten unter einem Standardregime aus Ciclosporin und Mycophenolat die Inzidenz an CMV-Infektionen mit 5,9 % signifikant höher als unter einem Regime aus Everolimus plus niedrigdosiertem Ciclosporin mit 0,7 % (Everolimus-1,5-mg-Gruppe) bzw. 0,0 % (Everolimus-3-mg-Gruppe) (109). Das Gleiche wurde auch zu Monat 24 nachgewiesen (9,2 % vs. 1,5 %) (136). Folgende drei Mechanismen scheinen hier eine Rolle zu spielen (Abb. modif. nach 139,140):

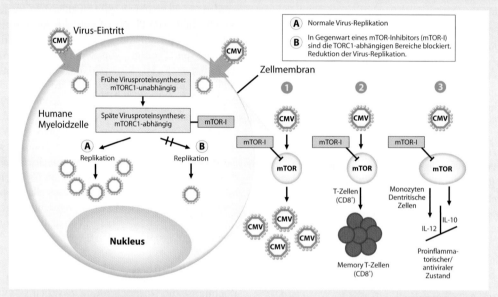

1. Das humane CMV dringt in Zellen ein und initiiert die frühe Proteinsynthese ohne TORC1 zu aktivieren. Erst spätere Phasen des viralen Replikationszyklus sind auf TORC1 angewiesen. An diesem Punkt reduzieren mTOR-Is die Replikation von CMV.

2. Nach Gabe von Everolimus kommt es zu einer Expansion des CD8-Memory Pools.

3. Nach Gabe von Everolimus wurde eine vermehrte Produktion proinflammatorischer Zytokine beobachtet.

Auf der anderen Seite können Purinsynthesehemmer und vor allem T-Zell-depletierende Antikörper die Virusreaktivierung und -replikation fördern (3). Daher sollte die Reduktion, bei schwerer oder rezidivierender Infektion das Absetzen der Therapie, mit Antimetaboliten bzw. Purinsynthesehemmern wie Mycophenolatmofetil oder EC-MPS erwogen werden – zumindest solange bis keine CMV-Virusreplikation mehr erfolgt sowie eine angemessene serologische Immunantwort nachweisbar ist. Die CMV-Infektion gehört zu den häufigsten und ebenso kostenintensivsten Komplikationen nach Transplantation. Daher ist auch aus ökonomischen Gründen eine sorgfältige Prüfung des am besten geeigneten Immunsuppressivums wichtig (141).

▶ Eine **CMV-Erkrankung** geht mit Organbefall und der entsprechenden Symptomatik einher. Häufige Organmanifestationen sind die Pneumonie, die gastrointestinale CMV-Erkrankung, die Hepatitis und die Retinitis.

Nach neueren Erkenntnissen hat bereits eine asymptomatische CMV-Infektion negative Auswirkungen auf die Prognose: In einer *Follow-up*-Studie über 4 Jahre war die asymptomatische CMV-Antigenämie – also eine aktive CMV-Infektion – mit einer erhöhten Mortalität assoziiert (6).

2.2.3. Diagnostik

Eine CMV-Aktivierung wird am häufigsten in der frühen *Post-transplant*-Phase vom 1. bis 4. Monat nach Transplantation beobachtet (4). Deshalb wird bei den Konstellationen D+/R-, D+/R+ und D-/R+ ein regelmäßiges CMV-Monitoring nach Transplantation empfohlen – und zwar mit einer quantitativen Viruslast-Messung, die mindestens einmal im Monat erfolgen sollte – es sei denn, es wird ohnehin eine CMV-Prophylaxe durchgeführt (4). Während einer Prophylaxe ist ein Monitoring nur beim symptomatischen Patienten nötig, da unter adäquater Prophylaxe nahezu keine CMV-Infektionen auftreten (131). Eine serologische Diagnostik mittels IgG- oder IGM-Nachweis ist zur Infektionsdiagnostik nach NTX nicht geeignet, da die Serokonversion verzögert und daher für die klinische Diagnose unzureichend und zu spät erfolgt (3,5). Die Bestimmung der Viruslast ist daher unverzichtbar. Methode der Wahl ist heute die **CMV-PCR**. Alternativ kann auch eine Messung des **pp65-Antigens** erfolgen. Hierbei ist allerdings die Instabilität von pp65 zu beachten – deshalb muss die Blutprobe innerhalb von 6 Stunden im Labor sein, um falsch-negative Ergebnisse zu vermeiden (2). Da eine CMV-Prophylaxe den Ausbruch einer CMV-Aktivierung verzögern kann, wird nach deren Durchführung und Abschluss ein weiteres CMV-Monitoring mindestens einmal im Monat über mindestens 3 Monate empfohlen (4). Die Dauer des CMV-Monitoring kann je nach Immunsuppression bis zu einem Jahr nach Transplantation betragen (4). Nur bei der Konstellation D-/R- kann auf das routinemäßige CMV-Monitoring verzichtet werden (4). Dennoch sollte beachtet werden, dass auch eine Neuinfektion bei den immunsupprimierten Patienten in der Langzeitbetreuung immer wieder möglich ist.

Die quantitative Viruslast-Messung ist in den meisten Fällen auch für die Verlaufsdiagnostik einer CMV-Infektion ausreichend – mit 2 Ausnahmen: Bei neurologischer Organmanifestation (einschließlich Chorioretinitis) und bei gastrointestinaler Organmanifestation fallen die Ergebnisse der CMV-Assays des peripheren Blutes oft negativ aus – hier ist eine invasive Diagnostik (Endoskopie, Biopsie) zum Virusnachweis erforderlich (3).

2.2.4. Prophylaxe und Therapie

Bei Hochrisikopatienten sollte nach Transplantation eine **CMV-Prophylaxe** durchgeführt werden. Hochrisikopatienten sind:

- Patienten mit der Konstellation D+/R-
- alle CMV-positiven Empfänger, die eine Therapie mit T-Zell-Antikörpern oder eine Abstoßungsbehandlung erhalten haben (2)

Grundsätzlich sollte auch bei den Konstellationen D+/R+ und D-/R+, je nach weiterer Risikokonstellation, eine CMV-Prophylaxe erwogen werden. Weitere Vorteile der CMV-Prophylaxe bestehen in der gleichzeitigen Risikoreduktion für andere Herpesvirus-Infektionen (3).

Die CMV-Prophylaxe kann mit folgenden Substanzen erfolgen:

▶ Prophylaktikum der Wahl:
Valganciclovir oral (Dosis adaptiert an Nierenfunktion, bei guter Transplantatfunktion mit GFR im Normbereich: 900 mg/Tag). Um die kontrovers diskutierte, optimale Dauer der Valganciclovir-Prophylaxe zu bestimmen, wurde in der IMPACT-Studie eine 100-tägige Valganciclovir-Prophylaxe mit der 200-tägigen Anwendung in Nierentransplantierten mit der Hochrisiko-Konstellation (D+/R-) verglichen (5). Auch die auf dem ATC 2009 in Boston vorgestellte IMPACT-Studie (Abstract 201) hat bestätigt, dass eine 200-tätige Valganciclovir-Prophylase bei Nierentransplantierten mit Hochrisiko-Konstellation (D+/R-) im Vergleich zur 100-tägigen Prophylaxe den Anteil der Patienten mit CMV-Erkrankung signifikant reduziert (16 % vs. 37 %, p<0,0001). Die 200-tägige Prophylaxe führte bei vergleichbarer Sicherheit sowohl nach 12, als auch nach 24

Studie	Dauer (Monate)	Immunsuppression	Patienten	Prophylaxe	CMV (%)
Ekberg et al. 2007 ELITE-Symphonie-Studie (110)	12	SD CsA-MMF-Pred	410	n.a.	14,3
		RD CsA-MMF-Pred-Dac	413		11,0
		RD Tac-MMF-Pred.Dac	411		9,7
		RD SRL-MMF-Pred-Dac	411		6,1
Ekberg et al. 2007 CAESAR-Studie (111)	12	CsA-Entzug- MMF-CS-Dac	179	n.a	12,8
		RD CsA- MMF-CS-Dac	183		10,9
		SD CsA-MMF-CS	173		13,9
Vincenti et al. 2008 FREEDOM- Studie (112)	12	EC-MPS, CsA, CS, Bas	109	Nach lokaler Praxis	7,0
		EC-MPS, CsA, CS bis Tag 7, Bas	115		8,3
		EC-MPS, CsA, Bas (CS-frei)	112		10,7
Hernández et al. 2007 (133)	24	CsA-Aza-ATG,	80	Alle Patienten	41
		CsA-MMF-Bas	80		20
		Tac-MMF-Bas	80		25
Larson et al. 2006 (114)	12	SRL-MMF-Pred	81	n.a.	3
		Tac-MMF-Pred	84		12
Nashan B et al. 2004 (108)	36	EVE 3mg-SD CsA-CS-Bas	53	Bei erhöhtem CMV-Risiko	1,9
		EVE 3mg-RD CsA-CS-Bas	58		0
Cibrik et al. A2309 Study Group (134, 136)	24	EVE 1,5 mg, RD CsA, CS	277	Nach lokaler Praxis	1,5
		EC-MPS, CsA, CS, Bas	277		9,2
		EVE 3,0 mg, RD CsA, CS	279		0,4
Tedesco-Silva et al. 2007 (107)	12	EVE 1,5 mg-CsA-Pred	112	Bei Hochrisiko, sonst nach lokaler Praxis	0,9
		EVE 1,5 mg-CsA-Pred-Bas	117		2,6

Tab. 2.1: Studienübersicht zu CMV-Infektionen bei Immunsuppression. Auswertung der Inzidenz von CMV-Infektionen bei multizentrischen Studien, die als primären Endpunkt die Überprüfung der Effektivität immunsupressiver Therapie hatten.
ATG: Anti-Thymozyten Globulin; **Aza**: Azathioprin; **Bas**: Basiliximab; **CS**: Kortikosteroide; **CsA**: Ciclosporin; **EC-MPS**: Enteric-coated mycophenolate sodium; **EVE**: Everolimus; **MMF**: Mycophenolat Mofetil; **n.a.**: nicht angegeben; **Pred**: Prednison; **RD**: Reduzierte Dosis; **SD**: Standard-Dosis; **SRL**: Sirolimus; **Tac**: Tacrolimus.

Monaten zu einem signifikant reduzierten Anteil an Patienten mit CMV-Erkrankung (16 % vs 37 % bzw 21% vs 39 %) (5,56,58).

▶ Alternativen:
Während der ersten Woche nach NTX kann vor Valganciclovir-Gabe Ganciclovir i.v. (Standarddosis 5mg/kg/Tag, Dosis adaptiert an Nierenfunktion siehe Fachinformation) oder Valaciclovir oral (8g/Tag bzw. in nierenadaptierter Dosis) über 3 Monate verabreicht werden (5,59,91).

Bei den Konstellationen D+/R+ und D-/R+ ist wegen des etwas geringeren Risikos als Alternative zur CMV-Prophylaxe auch ein engmaschiges Monitoring und die **präemptive Therapie** bei Bedarf möglich. Die präemptive Therapie setzt ein, sobald mittels Antigennachweis (pp65) oder PCR eine Virusreplikation festgestellt wird – auch ohne Krankheitssymptome – und sollte beibehalten werden, bis der CMV-Nachweis über 2-3 Wochen negativ ist (2). Sie wird entweder mit Ganciclovir i.v. oder mit Valganciclovir oral in der therapeutischen Dosis (s.u.) durchgeführt (5,8). Die Vorteile der präemptiven Therapie liegen in niedrigeren Kosten (5). In einer Metaanalyse von 17 Studien zur CMV-Prophylaxe und 9 Studien zur präemptiven Therapie wurde zwischen beiden Strategien kein Unterschied bezüglich des Auftretens einer CMV-Erkrankung, akuter Abstoßungen oder Mortalität festgestellt (7).

Die **Therapie** der manifesten CMV-Erkrankung erfolgt mit Ganciclovir i.v. (5). Bei normaler Nierenfunktion beträgt die Dosierung 5 mg/kg alle 12 Stunden. **Eine Anpassung an die Nierenfunktion ist sowohl bei Therapie als auch Prophylaxe mit Ganciclovir oder Valganciclovir essentiell**, da andernfalls eine Überdosierung mit erhöhter Nebenwirkungsrate oder aber eine Unterdosierung mit Gefahr der Unwirksamkeit oder Resistenzentwicklung eintreten kann. Die Therapie sollte beibehalten werden, bis der Antigennachweis über mindestens 1 Woche negativ und/oder klinische Symptome abgeklungen sind (5). Bei Hochrisikopatienten sollte zur Reduktion des *Relaps*-Risikos eine anschließende CMV-Prophylaxe (s.o.) über 2-3 Monate durchgeführt werden (3).

Besondere Beachtung gilt dem Risiko einer **Ganciclovir-Resistenz**, die sich unter einer Ganciclovir-Exposition bei Organtransplantierten allgemein mit einer Häufigkeit von bis zu 10 %, bei Nierentransplantierten unter 5 % entwickelt und mit hohen Raten an invasiven CMV-Erkrankungen und erhöhter Mortalität assoziiert ist (5,8,117). Kinder haben in der Frühphase nach Transplantation offenbar ein noch höheres Resistenz-Risiko (8). Eine Ganciclovir-Resistenz sollte in Betracht gezogen werden bei steigender Viruslast oder persistierenden Symptomen auch nach 2 Wochen Therapie mit Ganciclovir oder Valganciclovir (5). Das Management solcher Resistenzen erfordert viel Erfahrung – betroffene Patienten sollten daher dringend an ein entsprechend spezialisiertes Zentrum mit der Möglichkeit einer engen Kooperation mit Virologen überwiesen werden. In diesen Fällen sollte unbedingt die Virusresistenz gegen Ganciclovir nachgewiesen werden. Dies erfolgt mittels Genotypisierung der CMV-eigenen UL97 Kinase, die inaktives Ganciclovoir in die phosphorylierte aktive Form umwandelt. Ist diese UL 97 Kinase mutiert, kann Ganciclovir nicht mehr ausreichend wirksam werden. Die Typisierung erfolgt mittels PCR aus EDTA-Blut und kann in 48 Stunden durchgeführt werden (118). Für die Therapie dieser Patienten stehen dann verschiedene andere antivirale Substanzen (z.B. Foscarnet, Cidofovir) zur Verfügung, deren Anwendung sich jedoch zum Teil im Off-label-Bereich bewegt und mit einer hohen Nebenwirkungsrate v.a. bei Nierenfunktionsstörungen assoziiert ist.

Als **weitere Maßnahmen** sollten während einer aktiven CMV-Infektion die Dosierungen der Immunsuppressiva wenn möglich reduziert und die CMV-Viruslast wöchentlich kontrolliert werden (5).

Da die Ganciclovir-Therapie *per se* als Nebenwirkung zu einer Leukopenie führen kann und der CMV-Infekt selbst eine immundämpfende Wirkung hat (5,8), wird in diesen Fällen das Abstoßungsrisiko durch Reduktion der Immunsuppression in der Regel nicht erhöht. Bei Koadministration von Ganciclovir mit anderen Substanzen, die das Knochenmark supprimieren können (z.B. Azathioprin, Mycophenolsäure, Trimethoprim, Cotrimoxazol) besteht zudem ein erhöhtes Risiko für eine schwere behandlungsbedürftige Leukopenie und eine Knochenmarkstoxizität.

2.3. Epstein-Barr-Viren (EBV)

2.3.1. Hintergrund

Das ubiquitäre Epstein-Barr-Virus (EBV) gehört zur Gruppe der Herpesviren. Bis zum Erwachsenenalter werden Seroprävalenzraten über 95 % erreicht (2,93). Das Virus besitzt ein onkogenes Potential, das auf seine Fähigkeit der Transformation und Immortalisation von B-Lymphozyten zurückzuführen ist (4). Durch Immundefekte und Immunsuppression wird die Virusaktivität und damit auch die Transformation der B-Lymphozyten begünstigt (4). Die wichtigste und häufigste klinische Manifestation ist das Krankheitsbild der "*post-transplant lymphoproliferative disorder*" (**PTLD**) (2,4), aber auch Meningitis, Hepatitis und Pankreatitis werden als klinische Zeichen einer EBV-Infektion beobachtet (3). **PTLD** ist eine häufige Komplikation nach Organtransplantation: Sie entwickelt sich bei 3-10 % aller erwachsener Empfänger von Organtransplantaten (1) und bei weniger als 5 % aller Nierentransplantierten (93). Die Mortalität beträgt 40-60 % (1). Das klinische Spektrum ist breit – es reicht von einer benignen polyklonalen B-Zell-Vermehrung mit Mononukleose-ähnlicher Symptomatik bis zu hochmalignen monoklonalen Non-Hodgkin-Lymphomen (3).

Die primäre EBV-Infektion bei seronegativen Transplantatempfängern (Konstellation D+/R-) ist der wichtigste Risikofaktor für die Entwicklung einer PTLD nach Organtransplantation, sie erhöht die PTLD-Inzidenz um das 10- bis 76-fache (4,100). Diese Konstellation kommt vor allem bei Kindern, die ein Transplantat von Erwachsenen erhalten, vor (2,100). Dagegen tritt PTLD bei Empfängern, die bereits vor der Transplantation EBV-seropositiv waren, seltener auf (4). Sowohl eine starke immunsuppressive Therapie als auch der Einsatz von depletierenden Anti-T-Zell-Antikörpern sind mit einem erhöhten PTLD-Risiko assoziiert (4).

2.3.2. Definition

Eine **latente EBV-Infektion** wird anhand spezifischer Antikörper nachgewiesen. Als **aktive EBV-Infektion** ist sie bei einer Virusreplikation mit positiver EBV-PCR einzustufen. Ähnlich wie bei der CMV-Infektion kann auch die EBV-Infektion asymptomatisch verlaufen (4). Von einer **EBV-Erkrankung** spricht man, wenn zusätzlich zur aktiven EBV-Infektion auch Symptome und Befunde nachweisbar sind, die für diese Virusinfektion typisch sind – dazu zählen unspezifische Symptome einer Virusinfektion, Mononukleose, lymphoproliferative Erkrankungen und maligne Lymphome.

Die **PTLD** ist eine EBV-assoziierte Komplikation nach Organtransplantation (3). Das Krankheitsspektrum reicht von einer Mononukleose-ähnlichen Erkrankung mit polyklonaler B-Zell-Proliferation bis hin zu malignen, monoklonalen Lymphomen – meist von B-Zellen ausgehend (3,93). Im Vergleich zu den bei Gesunden auftretenden Lymphomen zeichnet sich die PTLD durch eine vermehrte extranodale Beteiligung und ein schlechtes Ansprechen auf konventionelle Therapien aus (3,93).

2.3.3. Diagnostik

Bereits vor der Transplantation sollte bei allen Spendern und Empfängern die Bestimmung spezifischer EBV-Antikörper erfolgen. Zum Nachweis einer aktiven EBV-Infektion **nach Transplantation** ist die Serologie wenig hilfreich – hier haben sich Nukleinsäure-basierte *Assays* wie die *Polymerase-Kettenreaktion* (PCR) als sinnvoll erwiesen (3). Ein allgemein akzeptiertes Schema zum EBV-Monitoring nach Transplantation gibt es nicht – eine Arbeitsgruppe der *American Society of Transplantation (AST)* empfiehlt folgendes Schema (4):

▶ Bei allen **seronegativen Empfängern** sollte die EBV-Viruslast im ersten Jahr nach Transplantation mindestens einmal im Monat bestimmt werden. Ab dem zweiten Jahr sollte die Festlegung des weiteren Monitorings in Abhängigkeit vom individuellen Risikoprofil (z.B. persistierend hohe EBV-Viruslast, hoher Level an Immunsuppression) erfolgen.

▶ Bei **seropositiven Empfängern** (Ausnahme: Kinder <1 Jahr, da bei ihnen die Antikörper mit großer Wahrscheinlichkeit von der Mutter stammen) kann wegen des geringeren Risikos auf das routinemäßige EBV-Screening verzichtet werden. Bei Symptomen einer PTLD sollte auch bei Ihnen die EBV-Viruslast bestimmt werden.

2.3.4. Prophylaxe

Durch die Gabe von Anti-CMV-Immunglobulinen kann auch das Risiko für die Entwicklung eines frühen Non-Hodgkin-Lymphoms von 26,4 SIR (*Standardised incidence Ration*) auf 0 SIR gesenkt werden, wie in einer retrospektiven Analyse der *Collaborative Transplant Study (CTS)* gezeigt wurde (119). Die CMV-Prophylaxe mit antiviralen Medikamenten hatte dagegen keinen Einfluss auf das Risiko der Entwicklung von Non-Hodgkin-Lymphomen (119). Diese Ergebnisse liefern zusammen mit anderen Beobachtungen die Rationale für den prophylaktischen Einsatz solcher Antikörper zur Prävention einer EBV-Infektion mit anschließender PTLD-Entwicklung (119).

2.3.5. Therapie

Die optimale Therapie hängt von der Ausprägung und dem Stadium der Erkrankung ab (3). Bei polyklonalen PTLD-Formen – insbesondere bei Kindern nach primärer EBV-Infektion – kann eine Wiederherstellung der Immunfunktion durch Reduktion der Immunsuppression ausreichen, um einen Regress der PTLD zu erreichen (3,93). In diesem Stadium kann auch eine antivirale Therapie hilfreich sein (3).

Bei Progression der PTLD-Erkrankung zu extranodalen und monoklonal-malignen Formen kann zwar eine Reduktion der Immunsuppression noch hilfreich sein, doch gewinnen hier andere Therapien wie Anti-B-Zell-Therapie (z.B. CD20-Antikörper Rituximab) und Chemotherapie (CHOP) an Bedeutung (3,92). Nach einer aktuellen Studie ist es unter einer CHOP-basierten Chemotherapie möglich, die Immunsuppression ohne Einbußen in der Nierenfunktion zu reduzieren (92). Eine spezielle Arbeitsgruppe der Charité (Deutsche *Post Transplant Lymphoproliferative Disease* Studiengruppe, DPTLDSG) hat große zentrumsübergreifende Studien zu PTLD nach Organtransplantation durchgeführt und damit Vorgaben für die Therapie gemacht, die im wesentlichen eine Rituximab-Therapie initial vorsehen, gefolgt von einer CHOP-Therapie bei fehlender dauerhafter Remission.

Stammt die PTLD, was selten der Fall sein kann, vom Spender, dann kann es in therapierefraktären Situationen notwendig werden, das Transplantat zu opfern, gerade bei Nierentransplantierten, die ja wieder durch Dialyse behandelt werden können, um das Überleben des Patienten zu sichern (3). Diese Patienten können nach einem Intervall auch wieder nierentransplantiert werden (100). Insbesondere dann, wenn eine primäre EBV-Infektion mit der PTLD assoziiert war, die Patienten zwischenzeitlich erkrankungsfrei waren und eine Immunantwort gegen die initiale EBV-Infektion nachweisbar ist, dann ist das Risiko für eine PTLD-Rekurrenz nach Retransplantation signfikant niedriger (100).

2.4. Humanes Herpesvirus Typ 8 (HHV-8)

2.4.1. Hintergrund

Infektionen mit humanen Herpesviren vom Typ 8 (HHV-8) begünstigen bei immunsupprimierten Patienten die Entwicklung eines **Kaposi-Sarkoms**, aber auch anderer lymphoproliferativer Erkrankungen (z.B. Morbus Castleman, EBV-negative PTLD) (2,9,10). Allen HHV-8-assoziierten Tumoren ist gemeinsam, dass sie vor allem bei Patienten mit einem Immundefekt, z.B. HIV oder Immunsuppression, auftreten (10). HHV-8 ist kein ubiquitäres Virus, sondern zeigt in der Durchseuchung starke regionale Unterschiede – es ist vor allem im Mittelmeerraum sowie in Ost- und Zentralafrika weit verbreitet (10).

Abhängig von der ethnischen Herkunft und dem immunsuppressiven Regime entwickeln 0,5-5 % der Organtransplantierten ein Kaposi-Sarkom – überwiegend nach Nierentransplantation (11). Die Inzidenz von Kaposi-Sarkomen ist nach Organtransplantationen 500- bis 1000-fach höher als in der Allgemeinbevölkerung (11,102). Eine interne HHV-8-Reaktivierung scheint dabei die größere Rolle zu spielen als eine Infektion durch das Transplantat oder spätere Infektionen (11).

2.4.2. Definition

Das Kaposi-Sarkom ist eine maligne Erkrankung von Haut und Schleimhäuten, die in erster Linie durch die Proliferation von HHV-8-positiven, spindelförmigen Zellen sowie eine ausgeprägte Angiogenese gekennzeichnet ist und durch dunkel verfärbte Papeln auffällt (10,94). Neuere Studien haben gezeigt, dass Kaposi-Sarkome sich durch die mono- oder oligoklonale Vermehrung von latent HHV-8-infizierten Zellen entwickeln, in fortgeschrittenen und multiplen Kaposi-Sarkomen lässt sich sogar ein multiklonaler Ursprung nachweisen (10). Darüber hinaus spielt eine HHV-8-induzierte Hochregulation von VEGF (*vascular endothelial growth factor*) eine wichtige Rolle für das Tumorwachstum (94-96).

2.4.3. Diagnostik

Die Diagnose eines kutanen oder viszeralen Kaposi-Sarkoms wird bioptisch gesichert (4). Der Nachweis von HHV-8 in der Läsion mittels Immunhistochemie oder *In-situ*-Hybridisierung sowie eine positive HHV-8-PCR bei der Blutuntersuchung können die Diagnose sichern (4).

Für ein Routine-Screening auf HHV-8 besteht derzeit keine hinreichende Evidenz (4,11). Dennoch sprechen die vorliegenden Daten dafür, dass ein HHV-8-Screening von Organspendern und -empfängern selbst in Regionen mit einer niedrigen HHV-8-Prävalenz vorteilhaft sein könnte, um Patienten mit einem aus der Serologie resultierenden Risiko für ein Kaposisarkom einem intensivierten klinischen und biologischen Monitoring zu unterziehen (11). Es ist davon auszugehen, dass eine frühzeitige Erkennung und ggf. Therapieumstellung (s.u.) die Chancen auf bessere Langzeitergebnisse erhöht (102).

2.4.4. Therapie

Eine Reduktion der Immunsuppression ist zwar mit einer Regression der Kaposi-Läsionen assoziiert, reicht jedoch als alleinige Maßnahme nicht aus, da es bei den meisten Nierentransplantierten nach Wiedereinsetzen der Immunsuppression oder nach einer Retransplantation zur Rekurrenz kommt (95,102). Erfolgreich erscheint dagegen eine Umstellung der Immunsuppression auf mTOR-Inhibitoren, die sowohl immunsuppressive als auch antiproliferative Wirkungen haben (95,102). mTOR-Inhibitoren hemmen auch die VEGF-vermittelte Tumor-Angiogenese (95). Während also die meisten Immunsuppressiva das Risiko für Malignome eher erhöhen, wurden für die beiden mTOR-Hemmer Sirolimus und Everolimus *in vitro* Antitumoreffekte belegt, und sowohl die Langzeitauswertungen großer Studien als auch die Registerdaten sprechen für eine niedrigere Tumorinzidenz mTOR-haltiger Regimes (49, 50).

2.5. Hepatitis-C-Koinfektion

2.5.1. Hintergrund

Infektionen mit dem *Hepatitis-C-Virus* (HCV) sind die Hauptursache für Lebererkrankungen nach Nierentransplantation (46). Die Prävalenz einer HCV-Seropositivität (Nachweis von Anti-HCV im ELISA-2) beträgt bei Nierentransplantierten 10-30 % (46). Beim überwiegenden Teil der seropositiven Nierentransplantierten (70-95 %) ist auch HCV-RNA im Serum nachweisbar. Anti-HCV-positive Nierentransplantierte haben im Vergleich zu Anti-HCV-Negativen eine erhöhte Mortalität, deren häufigste Ursache nicht Lebererkrankungen, sondern Infektionen sind (46).

Nieren von HCV-positiven Spendern sollten daher nur auf HCV-positive Empfänger und nur mit deren Einverständnis übertragen werden (46). Nach Transplantation solcher Nieren in HCV-negative Empfänger entwickelt sich praktisch immer eine primäre HCV-Infektion, und etwa die Hälfte der Empfänger entwickelt pathologische Leberwerte (46). Dagegen scheint die Transplantation HCV-positiver Spenderorgane in HCV-positive Empfänger relativ sicher zu sein (Genotypenunterschiede sind allerdings möglich) – zumindest zeigen sich bezüglich der Leberwerte keine Unterschiede zu HCV-positiven Empfängern HCV-negativer Organe (46).

2.5.2. Diagnostik

Bereits auf der Warteliste sollten alle potenziellen Transplantatempfänger auf das Vorliegen von Anti-HCV-Antikörpern gescreent werden (46). Bei Transplantatempfängern mit Lebererkrankungen sollte auch dann, wenn Antikörper gegen HCV nicht nachweisbar sind, auf HCV-RNA im Serum gescreent werden (46). Bei HCV-infizierten Transplantatempfängern sollte bei einer Transaminasenerhöhung eine Leberbiopsie durchgeführt werden (46).

2.5.3. Therapie

Mit dem Einsatz von Interferon-α, dem Basistherapeutikum bei Hepatitis C, in Kombination mit Ribavirin ist bei Nierentransplantierten Vorsicht geboten, denn IFN-α fördert nach derzeitiger Datenlage akute Abstoßungsreaktionen (9,46). Dialysepatienten mit nachgewiesener chronischer He-patitis C bzw. hoher Viruslast sollten möglichst noch vor der Nierentransplantation die IFN-α-Therapie erhalten (46). Nach den bisher vorliegenden Studien sind die Ansprechraten der Therapie bei Dialysepatienten gegenüber den allgemeinen Ansprechraten auf diese Therapie deutlich verringert (46a).

Bei HBsAg positiven Patienten sollte eine antivirale Prophylaxe nach der Transplantation mit z.B. Lamivudin durchgeführt werden (40).

2.6. Noroviren

2.6.1. Hintergrund

Noroviren sind die häufigsten Erreger eine akuten Gastroenteritis (13). Während die Erkrankungen bei immunkompetenten Personen selbstlimitierend und von kurzer Dauer sind, können sich bei Nierentransplantierten asymptomatische wie auch symptomatische, chronische Infektionen mit Viruspersistenz entwickeln (13). Die Erkrankung verläuft bei immunsupprimierten Patienten deutlich länger und schwerer als bei Immunkompetenten (14). Bei Nierentransplantierten sollte daher bei akuten und chronischen Diarrhöen die mögliche Norovirus-Infektion in der Differentialdiagnose berücksichtigt werden (13).

2.6.2. Definition

Noroviren gehören zur Familie der humanen Caliciviridae (14). Sie verfügen über eine sehr hohe Infektiosität (15). Die aerogene Übertragung von Mensch zu Mensch ist der wichtigste Transmissionsweg, wobei das Erbrochene von Infizierten eine wichtige Rolle spielt, da während des Brechvorgangs ein infektiöses Aerosol entsteht (14-16). Darüber hinaus spielt auch die fäkal-orale Übertragung, z.B. über Kontakt mit kontaminierten Flächen sowie über fäkale Verunreinigungen von Wasser und Nahrungsmitteln, eine Rolle (14-16). Auch bei Immunkompetenten hält die anschließende Immunität gegen den entsprechenden Norovirus-Stamm nur kurz an (ca. 6-9 Monate), so dass sich jeder immer wieder neu infizieren kann. Die Infektionen treten sowohl sporadisch als auch als Massenerkrankungen, insgesamt aber gehäuft in den Wintermonaten auf (14). Sie betreffen vor allem Gemeinschaftseinrichtungen wie Krankenhäuser, Pflegeheime und Kindertagesstätten, aber auch beispielsweise Kreuzfahrtschiffe und Jugend-camps (14).

Die klassische Norovirus-Gastroenteritis ist eine kurze, meist heftige Erkrankung mit akuter Diarrhö und Erbrechen, häufig von schwerem Krankheitsgefühl und/oder Glieder- und Muskelschmerzen, abdominellen Krämpfen oder auch Fieber begleitet (14). Während sie bei Immunkompetenten innerhalb von 12-60 Stunden spontan und meist folgenlos ausheilt, können immunsupprimierte Patienten eine chronische Diarrhö entwickeln (14).

2.6.3. Diagnostik

Die so genannten **Kaplan-Kriterien** zur klinischen Diagnose der Norovirus-Infektion (Erbrechen, akute wässrige Diarrhö, Dauer 12-60 Stunden, Inkubationszeit 6-48 Stunden, Kontaktpersonen betroffen) können bei Immunsupprimierten zur Diagnosesicherung irreführend sein, da hier die Infektion schwerer und länger verlaufen kann (13, 14). Bei entsprechendem klinischen Verdacht sollte daher eine Stuhluntersuchung auf Norovirus-RNA mittels *Reverse-Transkriptase-Polymerasekettenreaktion* (RT-PCR) erfolgen, denn diese Methode ist hoch sensitiv und spezifisch (14,15). Neben dem molekularbiologischen Nachweis stehen auch *Enzymimmunoassays* (EIA) zur Verfügung, die allerdings nur wenig sensitiv sind (14, 15). Bei Immunsupprimierten war eine Virusausscheidung noch 80-120 Tage nach der Infektion nachweisbar (15).

2.6.4. Therapie

Die wichtigste akute therapeutische Maßnahme ist, wie bei allen Durchfallerkrankungen, die ausreichende Flüssigkeitssubstitution (14). Bei chronischen, symptomatischen Verläufen führt eine Reduktion der Immunsuppression zur Besserung (13,14). Daraus sollte eine engmaschigere Blutspiegelüberwachung der immunsuppressiven Medikamente resultieren, um Abstoßungen und die Bildung von donorspezifischen Antikörpern zu verhindern (142). Eine spezifische virostatische Therapie gibt es derzeit nicht (14).

Wichtig ist – insbesondere in stationären Einrichtungen – die Prävention weiterer Infektionen. Zusätzlich zur leichten aerogenen Übertragung und der hohen Infektiosität wirken hier die hohe Um-weltresistenz der Noroviren sowie ihre eingeschränkte Empfindlichkeit gegenüber üblichen Desinfektions- und Reinigungsmitteln erschwerend (14). Die entsprechenden adaptierten Hygienemaßnahmen beinhalten die Einzel- oder Kohortenisolierung infizierter Patienten – am besten auf entsprechend ausgelegten Infektionsstationen, sowie verschärfte Hygiene- und Desinfektionsmaßnahmen für Besucher und medizinisches Personal (14). Infiziertes Personal sollte bis 72 Stunden nach Sistieren der Symptomatik vom Dienst freigestellt werden (14). Einzelheiten zu Präventionsmaßnahmen und Meldepflicht siehe Merkblatt "Noroviren" des Robert-Koch-Instituts (16).

Spezielle Infektionen: Bakterien

3. Spezielle Infektionen: Bakterien

Am häufigsten werden Infektionen bei Nierentransplantierten durch Bakterien ausgelöst, gefolgt von viralen Infektionen (72). Die möglichen Infektionsursachen unterscheiden sich dabei gerade in der peri- und postoperativen Phase kaum von den bei immunkompetenten chirurgischen Patienten beobachteten Infektionen. Sie betreffen vor allem die ableitenden Harnwege mit dem dabei üblichen Erregerspektrum gramnegativer Bakterien sowie grampositiver Enterokokken, weiterhin Wundinfektionen und katheterassoziierte Infektionen sowie in der postoperativen Phase Pneumonien (2). Einige Infektionen erfordern jedoch gerade bei Patienten nach Nierentransplantation besondere Beachtung.

3.1. Methicillin-resistente Staphylococcus aureus (MRSA)

3.1.1. Hintergrund

Der Anteil von MRSA an allen *Staphylococcus-aureus*-Infektionen zeigt eine steigende Tendenz und betrug 2004 in Deutschland über 20 % (26). Neben der Methicillin-Resistenz besteht bei MRSA eine Kreuzresistenz gegen alle Vertreter der β-Laktamantibiotika (26). Zudem sind in Mitteleuropa ein Großteil der MRSA-Stämme auch gegen Erythromycin (72 %), Chinolone (89 %) und Clindamycin (66 %) resistent sowie vereinzelt gegen weitere Antibiotika (26). Die Mehrfachresistenzen von MRSA können mitunter die Grenze der verfügbaren Präparatepalette erreichen (26).

Die Übertragung erfolgt in den meisten Fällen durch die Hände von medizinischem Personal (26), das auch symptomlos besiedelt sein kann. Allerdings können MRSA durch ihre zunehmende Verbreitung heute nicht mehr nur als nosokomiale Infektionen, sondern auch als ambulante Infektionen auftreten (25). Mit der zunehmenden Verbreitung dieser Keime in der Allgemeinbevölkerung nimmt auch deren Bedeutung als Auslöser potenziell schwerer, lebensbedrohlicher Infektionen nach Organtransplantationen zu (25). Zu den prädisponierenden Faktoren für eine *Staphylococcus-aureus*-Infektion zählen Diabetes mellitus und Immunsuppression (26).

Obwohl Patienten nach Nierentransplantation somit durchaus besondere Risiken aufweisen, sind MRSA-Infektionen bislang noch selten beschrieben worden. Allerdings erwiesen sich MRSA in einer Untersuchung von insgesamt 217 Pneumonie-Episoden bei 143 Organtransplantierten als das am häufigsten nachgewiesene Pathogen: 81 % der insgesamt 32 gefundenen *Staphylococcus-aureus*-Isolate waren MRSA (27). Deshalb werden MRSA bei Organtransplantierten als wichtig angesehen, sie sollten insbesondere bei Infektionen der unteren Atemwege als mögliche Erreger in Betracht gezogen werden (27).

3.1.2. Diagnostik

Für den Befund "MRSA" muss neben dem Nachweis der Erregers *Staphylococcus aureus* auch dessen Oxacillin- bzw. Cefoxitin-Resistenz einwandfrei nachgewiesen worden sein (26). Referenzmethode für die Diagnostik von Staphylokokken-Spezies ist die Sequenzierung der 16S rRNA als genotypisches Verfahren, daneben gibt es auch verschiedene einfach durchzuführende phänotypische Tests (26). Für die gleichzeitige Spezies- und Resistenz-Diagnostik stehen seit kurzem Testkits basierend auf Multiplex-PCR-Verfahren zur Verfügung, die neben der Speziesdifferenzierung auch den Nachweis von verschiedenen Resistenzgenen ermöglichen (26).

3.1.3. Therapie

Für Infektionen mit MRSA wie auch für schwere *Staphylococcus-aureus*-Infektionen sollten grundsätzlich keine β-Laktamantibiotika eingesetzt werden (26). Je nach Antibiogramm sind laut RKI Kombinationen von Glykopeptiden (Vancomycin oder Teicoplanin) mit Rifampicin, Clindamycin oder Gentamicin (*cave* Nephrotoxizität!) indiziert, weitere mögliche Kombinationspartner sind Fosfomycin und Fusidinsäure oder, bei Haut-Weichteilinfektionen, die Kombination von Rifampicin und Cotrimoxazol (26). Linezolid kann sowohl oral als auch i.v. als Monotherapie gegen MRSA gegeben werden (26) und ist bei Pneumonien Mittel der Wahl. In anderen Fällen sind Vancomycin und Teicoplanin wesentliche Antibiotika zur Behandlung der MRSA-Infektionen.

3.2. Vancomycin-resistente Enterokokken (VRE)

3.2.1. Hintergrund

Enterokokken sind häufige Auslöser sowohl von nosokomialen als auch von ambulant erworbenen Infektionen bei Organtransplantierten (28). Die Resistenz von Enterokokken gegenüber Glykopeptid-Antibiotika hat in den letzten Jahrzehnten dramatisch zugenommen und betrifft insbesondere auch Dialysepatienten sowie Patienten nach Organtransplantation: In einer Untersuchung aus Brasilien war bei 38 von 280 (13,6 %) untersuchten Nierentransplantierten eine fäkale Kolonisierung mit Vancomycin-resistenten Enterokokken (VRE) nachweisbar (28). Die VRE-Kolonisierung betraf mit sehr ähnlichen Raten sowohl Patienten unmittelbar nach als auch im Langzeitverlauf nach Nierentransplantation (28). In der Subgruppe der Patienten, bei denen die Nierentransplantation länger (>6 Monate) zurücklag, war ein vorausgehender Einsatz von Vancomycin ein Risikofaktor für die VRE-Kolonisierung (28). Die am häufigsten isolierten VRE-Stämme waren *S. faecalis* (23,6 %) und *E. faecium* (26,3 %), die bislang für die Mehrzahl der Enterokokken-Infektionen beim Menschen verantwortlich gemacht werden (28). Allerdings wurde mit einer Häufigkeit von 28,9 % auch *E. gallinarum* isoliert – ein Stamm mit intrinsischer (natürlicher) Vancomycin-Resistenz (28).

Erworbene Resistenzen gegen Glykopeptide werden durch verschiedene Mechanismen vermittelt (29). In Mitteleuropa und Deutschland sind vor allem der VanA, aber auch der VanB-Resistenztyp verbreitet (29). Die VRE-Zunahme in vielen europäischen Ländern einschließlich Deutschland ist ausschließlich auf ein gehäuftes Auftreten von Vancomycin-resistenten *E. faecium* (VREF) zurückzuführen, die eine erhöhte Ausbreitungsfähigkeit im nosokomialen Bereich zeigen (29). Diese Isolate sind meist auch gegen Ampicillin und zum Teil gegen Fluorchinolone resistent (29).

Ein wichtiges Risiko der VRE-Kolonisierung ist aber auch die Übertragung der Vancomycin-Resistenz auf andere, virulentere Pathogene, wie zum Beispiel *Staphylococcus aureus* (30).

Die Ursachen für die beobachtete Zunahme von VRE-Infektionen sind multifaktoriell, dabei scheinen sowohl der vermehrte Einsatz von Antibiotika mit geringer oder fehlender Wirksamkeit gegen Enterokokken wie auch die zunehmende Zahl älterer und/oder immunsupprimierter Patienten eine Rolle zu spielen (29). Begünstigend wirkt aber auch die lange Überlebensfähigkeit der Keime außerhalb des Körpers (>1 Woche) (31). So wurden VRE in medizinischen Einrichtungen auf geradezu allen untersuchten Orten und Gegenständen nachgewiesen, wie zum Beispiel auf Monitoren, Möbeln, Toilettensitzen, Türen, Böden und verschiedenen untersuchten Geräten (31).

3.2.2. Definition

Unter **VRE-Kolonisierung** versteht man die symptomlose Besiedlung, meist des Intestinaltraktes, mit VRE (31). Voraussetzungen für die Kolonisierung sind die VRE-Exposition sowie die Empfänglichkeit für Kolonisierung, die von Faktoren wie schweren Krankheiten und Antibiotikatherapien abhängt (31). Patienten nach Organtransplantationen sowie hämatologische Patienten haben ein erhöhtes Kolonisierungs-Risiko, ebenso Mitarbeiter des Gesundheitssystems und die mit ihnen in einem Haushalt lebenden Menschen (31). Ein spontanes Abklingen dieser Kolonisierung wird nur selten beobachtet, und auch antimikrobielle Therapien zeigten nur geringe Erfolgsraten (31).

Eine **VRE-Infektion** entwickelt sich häufig auf dem Boden einer intestinalen Besiedlung mit diesen Keimen (endogene Infektion) (29,31). Demzufolge sind typische Enterokokken-Infektionen komplizierte oder nosokomiale Harnwegsinfektionen. Es kommt auch zu postoperativen und Katheter-assoziierten Infektionen (29). Über diese Eintrittspforten können sich sekundäre Infektionen bis hin zu lebensbedrohlichen Septikämien und Endokarditiden entwickeln (29). Bakteriämien bei Nieren- und Pankreastransplantierten entwickeln sich typischerweise aus Wund- und Harnwegsinfektionen (31).

3.2.3. Diagnostik

Ein VRE-Screening ist eine effiziente Maßnahme zur Infektionsprävention allgemein und Infektionskontrolle in speziellen Ausbruchsituationen (29). Die Einzelheiten eines solchen Screenings – wer also wann und wie oft gescreent werden sollte, werden derzeit noch kontrovers diskutiert (29). Genotypische Testverfahren scheinen dabei den klassischen phänotypischen Tests überlegen zu sein (29). An der Mayo-Klinik werden in den Hämatologie- und Transplantationsabteilungen grundsätzlich zweimal wöchentlich PCR-Untersuchungen von perianalen oder rektalen Abstrichen auf VRE durchgeführt (31).

Bei Verdacht auf eine VRE-Infektion sollten zusätzlich konventionelle kulturelle Untersuchungen durchgeführt werden (31). Dieses Vorgehen ermöglicht eine Resistenztestung und so eine bessere Auswahl der antibiotischen Therapie (31).

3.2.4. Prävention und Therapie

Die restriktive Verwendung von Vancomycin bei Nierentransplantierten hat den klaren Vorteil, dass die VRE-Darmkolonisierung verhindert wird (28). Zur Minimierung des Verbreitungs-Risikos sind Isolation von VRE-Trägern sowie strenge Hygienemaßnahmen erforderlich.

Zur Eradikation einer VRE-Kolonisierung gibt es keine nachweisbar erfolgreiche Therapie (31). Da die meisten VRE-Isolate auch gegen Penicillin und Ampicillin resistent sind (31), beschränken sich bei nachgewiesener VRE-Infektion die therapeutischen Möglichkeiten auf Reserve-Antibiotika wie Quinupristin/Dalfopristin, Linezolid, Tigezyklin oder Daptomycin (29). Allerdings sind bei Enterokokken auch schon Resistenzen gegen diese Antibiotika beschrieben (29). An der Mayo-Klinik ist Linezolid das am häufigsten bei VRE-Infektionen eingesetzte Antibiotikum (31), und auch die Datenlage zu dessen Effektivität und Verträglichkeit unterstreicht dessen Stellenwert als Basis-Therapeutikum bei VRE-Infektionen (32).

Anmerkung:

Extended Spectrum β-Lactamasen (ESBL)

Antibiotikaresistenz bei gramnegativen Bakterien nimmt allgemein zu, v.a. die Resistenz gegen Cephalosporine durchβ-Lactamase Bildner (ESBL) ESBL produzierende Bakterien sind ein Problem bei vielen transplantierten Patienten. Strenge Hygienemaßnahmen und Isolationen im Krankenhaus sind bei diesen Patienten erforderlich. Im Falle einer klinisch manifesten Erkrankung ist nach Abnahme von Kulturen der Einsatz der Carbapenem Antibiotika erforderlich (74).

3.3. Tuberkulose

3.3.1. Hintergrund

Tuberkulose (TB) kann nach einer Nierentransplantation lebensbedrohlich sein (18). Die Inzidenz der aktiven TB bei Nierentransplantierten beträgt in Europa 0,7 bis 5 % (18). Zudem kommt es bei Organtransplantierten oft zu schweren und disseminierten Verläufen einer aktiven TB mit Mortalitätsraten um 20-30 % (18).

Wenn auch Ansteckungen über das Transplantat wie auch Neuansteckungen nach Transplantation vorkommen, so ist doch der Großteil der aktiven TB-Erkrankungen bei Organtransplantierten auf die Reaktivierung einer latenten TB unter Immunsuppression zurückzuführen (18). Zur Abschätzung des Risikos der Reaktivierung einer latenten TB sollten Patienten bereits auf der Warteliste, spätestens aber im Rahmen der Nierentransplantation auf eine latente TB untersucht werden (18).

3.3.2. Definitionen

Unter einer **latenten Tuberkulose** versteht man den Zustand nach der primären Infektion mit *Mycobacterium tuberculosis* mit der Folge einer Persistenz der Erreger im Organismus ohne Organbefund bzw. ohne eine Erkrankung (29).

Eine **behandlungsbedürftige Tuberkulose** ist eine tuberkulöse Erkrankung mit der Indikation zur Therapie mit einem vollständigen Regime von antimykobakteriell wirksamen Medikamenten (20)

3.3.3. Diagnostik

Eine latente TB wird bei Organtransplantierten nach den *European Best Practice Guidelines* angenommen, wenn eines der folgenden Kriterien erfüllt ist (18):

* Positive Reaktion im Tuberkulin-Hauttest (THT, Mendel-Mantoux-Methode, Induration von mind. 10 mm Durchmesser bei Dialysepatienten bzw. von mind. 5 mm Durchmesser bei Nierentransplantierten unter Immunsuppression)

* Hinweise auf eine durchgemachte TB im Thorax-Röntgen

* durchgemachte oder gar nicht adäquat behandelte TB in der Anamnese

- enger Kontakt zu Patienten mit behandlungsbedürftiger TB

Zu beachten ist dabei, dass die **Beurteilung eines positiven THT** durch eine vorausgegangene BCG-Impfung oder auch eine Infektion mit *nicht-tuberkulösen Mykobakterien* (NTM) erschwert sein kann, da hier falsch-positive Ergebnisse möglich sind (19). Umgekehrt kann unter einer immunsuppressiven Therapie die THT-Reaktion trotz latenter Infektion ausbleiben und so zu einem falsch-negativen Ergebnis führen (19). Auch bei frischer Infektion sowie bei einem schweren generalisierten Verlauf einer aktiven TB ist das THT-Ergebnis oft falsch-negativ (19).

Ein neues Nachweisverfahren mit mindestens vergleichbarer Sensitivität und verbesserter Spezifität werden in den letzten Jahren die *Interferon-Gamma Release Assays (IGRA)* eingesetzt (19). Zu den IGRAs zählen zwei CE-zertifizierte Testverfahren: der ELISPOT (*Enzyme linked Immuno-Spot*-Test, z.B. T SPOT TB®) und auf der ELISA-Technik basierende Verfahren (QuantiFERON®-TB *Gold In-Tube*) (99). Bei diesen wirken sich weder eine BCG-Impfung noch eine NTM-Infektion falsch-positiv aus (19). Vor Einleitung einer tuberkulostatischen Therapie sowie bei fraglichen Befunden sollte daher ergänzend auch ein IGRA zur Diagnosesicherung erfolgen (19).

3.3.4. Therapie

Durch die prophylaktische Therapie einer **latenten TB** kann das Risiko der Entwicklung einer aktiven TB erheblich reduziert werden (18). Die Therapie der Wahl bei latenter TB ist nach den Empfehlungen des Deutschen Zentralkomitees zur Bekämpfung der Tuberkulose (DZK) eine Monotherapie mit Isoniazid (Tagesdosis 300 mg) über 9 Monate. Die Indikation zu dieser präventiven Therapie ist laut diesen Empfehlungen bei Patienten unter 50 Jahren unter Immunsuppression nach Organtransplantation bereits beim Vorliegen eines positiven THT gegeben (20). Insbesondere bei älteren Patienten, bei denen die Isoniazid-Hepatitis häufiger beobachtet wird, sollte an diese Nebenwirkung gedacht werden. Im Screening unter INH sollte die Leberfunktion regelmäßig kontrolliert werden.

Die Therapie der aktiven, **behandlungsbedürftigen TB** unterscheidet sich bei Nierentransplantierten im Prinzip nicht von der anderer TB-Patienten. Zunächst wird für 2 Monate mit einer Quadrupel-Therapie aus Rifampicin, Isoniazid, Ethambutol und Pyrazinamid behandelt, gefolgt von einer 4-monatigen Dualtherapie aus Isoniazid und Rifampicin (18,19). Wenn die Isoniazid-Resistenz in der jeweiligen Region oder Bevölkerungsgruppe unter 4 % liegt, kann auf Ethambutol initial verzichtet werden (18). Bei verzögertem Ansprechen (anhaltend positive Kulturen) wird eine Resistenztestung sowie eine längere Therapiedauer empfohlen (19). Auch bei komplizierten Verläufen ist eine längere Therapiedauer angebracht (19).

Zu beachten ist allerdings, dass **Rifampicin als Enzym-Induktor an CYP3A4 wirkt und so die Plasmakonzentrationen von Calcineurin-Inhibitoren, mTOR-Inhibitoren und Steroiden herabsetzt** (18). Deshalb ist während der TB-Therapie ein **engmaschiges Blutspiegel-Monitoring** mit bedarfsweiser Dosiserhöhung der Immunsuppressiva angebracht (18). Anstelle von Rifampicin kann auch das Rifampicin-Analogon Rifabutin gegeben werden, dessen CYP3A4-induzierende Wirkung geringer ist (18).

3.4. Listerien

3.4.1. Hintergrund

Nach Daten des *Robert-Koch-Instituts* (RKI) ist den letzten Jahren eine deutliche Zunahme der Listeriose-Erkrankungen zu beobachten (33). Listerien sind grampositive Stäbchen, die weit verbreitet sind und praktisch ubiquitär vorkommen: Infektionen beim Menschen werden fast ausschließlich durch Erreger der Spezies *Listeria monocytogenes* verursacht (33), die insbesondere bei abwehrgeschwächten Menschen Erkrankungen auslösen können (33-35). Die Übertragung erfolgt in erster Linie über kontaminierte Lebensmittel – hauptsächlich Rohmilchprodukte, Rohwürste, geräucherte Fische und vakuumverpackte verzehrfertige Produkte (33). Kontaminierte Milchprodukte waren bisher in Europa bei fast der Hälfte aller aufgetretenen Listeriose-Ausbrüche für die Erkrankungen verantwortlich (33).

Während die Infektionen in der Allgemeinbevölkerung nur selten mehr als eine milde Gastroenteritis auslösen und selbstlimitierend verlaufen, sind sie für Immunsupprimierte wie auch für Schwangere, Neugeborene, Ältere oder anderweitig geschwächte Menschen eine ernste Gefährdung (34,

35). Die Symptomatik tritt 2-70 Tage nach dem Verzehr der kontaminierten Lebensmittel auf (35). Bei einer Abwehrschwäche können neben einer Bakteriämie mit konsekutiver Sepsis vor allem ZNS-Erkrankungen mit hoher Letalität (bis zu 30 % bei Listeria-Meningitis) auftreten (33). In den USA sind 20-65 % der durch Lebensmittel-Infektionen verursachten Todesfälle auf Listerien zurückzuführen (35). Bei Organtransplantierten ist Listeria monocytogenes ein häufiger Erreger der akuten Meningitis, die insgesamt bei 33 % der nicht-perinatal verursachten Listeriose-Infektionen auftritt (17,35). Als weitere Listeriose-assoziierte Erkrankungen sind bei Abwehrgeschwächten Endokarditis, Pneumonie, Peritonitis, Arthritis und Abszessbildung beschrieben (34).

3.4.2. Diagnostik

Eine frühzeitige Diagnose und Therapie der Listeriose ist gerade bei Hochrisikopatienten wie Organtransplantierten wichtig, da eine unbehandelte Infektion schwerwiegende Folgen haben kann (35). Deshalb ist bei diesen Patienten eine intensivierte Management-Strategie erforderlich (35). Bei einer Diarrhö oder Enteritis von Organtransplantierten können daher Stuhlkulturen zum Nachweis der häufigen Enteritis-Pathogene indiziert sein (35). Wenn der Betroffene Fieber hat, sollten wegen des Verdachts auf eine Bakteriämie zwei Blutkulturen auf aerobe Keime angelegt werden (35).

Zur Bestätigung der Diagnose sollte ein Erregernachweis erfolgen. Laut RKI ist die Kultur der anspruchslosen Listerien aus sonst sterilen Kompartimenten – wie Blut, Liquor oder Eiter – unproblematisch und gelingt mit den üblichen Nährmedien innerhalb von 1-2 Tagen (33). Die biochemische Differenzierung mittels kommerziell erhältlicher Kits ist hilfreich, zuverlässig und laut RKI in den meisten Fällen der medizinischen Praxis ausreichend – eine Serotypisierung ist nicht unbedingt erforderlich (33). Ein Antikörpernachweis ist dagegen nicht zum Nachweis einer akuten Listerien-Erkrankung geeignet (33).

In der **klinischen Diagnostik** ist zu beachten, dass das klinische Bild einer Listerien-Meningitis oft atypisch ist (34). 40 % der Patienten weisen keinen Meningismus auf, und auch die Kopfschmerzen können fehlen (34). Neben einem septischen Krankheitsbild ist eine rasche Bewusstseinstrübung vorherrschend (34).

3.4.3. Therapie

Obwohl bei Listerien praktisch keine resistenten Stämme beobachtet werden, sind die Erfolge der antimikrobiellen Therapie unbefriedigend (33). Dies liegt vermutlich an der intrazellulären Vermehrung der Keime – wo die meisten Antibiotika nicht wirken (33). Laut RKI werden die besten Ergebnisse durch eine Therapie mit Ampicillin in hohen Dosen (z.B. 4-6 x 2 g pro Tag über 14-21 Tage) erzielt, dessen Wirkung bei Erwachsenen (nicht bei Schwangeren) noch durch eine Kombination mit Gentamicin (z.B. 180-240 mg 1 x tgl. über 14 Tage) verstärkt werden kann, da beide Antibiotika synergistisch wirken – was gerade bei abwehrgeschwächten Patienten von Vorteil ist (33). Aus theoretischen Überlegungen – wegen der intrazellulären Aktivität – erscheint auch die zusätzliche Gabe von Rifampicin sinnvoll (33). Alternativ sind laut RKI Moxifloxacin oder auch Cotrimoxazol zu empfehlen (33). Zum Nutzen-Risiko-Verhältnis einer Reduktion der immunsuppressiven Therapie liegen zu wenig Daten vor, um eine Empfehlung aussprechen zu können.

3.4.4. Prävention

Nierentransplantierte sollten auf ihr erhöhtes Risiko für Listeriose-Infektionen hingewiesen werden. Um das Risiko für nahrungsmittelassoziierte Listeriose-Infektionen zu minimieren, sollten sie zu einer strengen Einhaltung der Lebensmittel-Hygiene (fertige Gerichte und angebrochene Lebensmittel nicht zu lange im Kühlschrank aufheben, die Mindesthaltbarkeitsangaben beachten etc.) angehalten werden und Lebensmittel mit einem erhöhten Risiko für Listerien-Kontamination (s.o.) meiden (35). Eine Trimethoprim/Sulfamethoxazolgabe, wie sie für die *Pneumocystis-jirovecii*-Pneumonieprophylaxe im ersten Halbjahr nach NTX ohnehin notwendig ist, wirkt zumindest partiell auch schützend gegen Listerien (34).

Spezielle Infektionen: Pilze

4. Spezielle Infektionen: Pilze

Pilzinfektionen sind überwiegend opportunistische Infektionen (2), die vor allem in den ersten 6 Monaten nach Transplantation auftreten. Bei ausbleibender Diagnosestellung und Therapie können alle Pilzinfektionen zur Streuung in der Haut oder dem ZNS führen, was die Therapie erschwert und die Letalität erhöht (2). Die Inzidenz invasiver Pilzinfektionen beträgt bei Nierentransplantierten 2-14 % (4). Die meisten dieser Infektionen werden durch Hefepilze der Gattung **Candida** (35-91 %) ausgelöst, gefolgt von Schimmelpilzen der Gattung **Aspergillus** (9-52 %) (4).

4.1. Hefepilze

4.1.1. Hintergrund

Infektionen mit dem weit verbreiteten Hefepilz *Candida albicans* sind die häufigsten Pilzinfektionen nach Nierentransplantation (2). Allerdings nehmen auch *Non-albicans*-Species immer weiter zu – nach einer aktuellen Studie des *Nationalen Referenzzentrums für systemische Mykosen* (NRZSM) liegt ihr Anteil bei den Candida-Isolaten von Patienten mit invasiver Candidiasis in Deutschland bei über 40 %. Candidainfektionen sind ein indirekter Hinweis auf ein hohes Maß an Immunsuppression und eine allgemeine Infektionsgefährdung des Patienten (2). Besonders prädestiniert sind Diabetiker unter antibiotischer Therapie (2).

4.1.2. Definition

Eine **invasive Candidiasis** liegt vor, wenn pathogene Candida-Spezies entweder aus dem Blut oder einer anderen, im Normalfall sterilen Probe isoliert werden können, oder wenn eine Gewebeinvasion mittels Histopathologie und Pilzkultur aus bioptischem Material nachgewiesen werden kann (4). Ohne Vorliegen dieser Kriterien liegt beim Nachweis von Candida-Spezies in Urin, Galle, Sputum, BAL-Flüssigkeit oder T-Tubes lediglich eine **Kolonisation** vor (4).

4.1.3. Diagnostik

Ein Routine-Monitoring wird nicht empfohlen (4). Bei entsprechender klinischer Symptomatik sollten mikrobiologische und radiologische Untersuchungen inklusive CT und ggf. Endoskopie erfolgen.

4.1.4. Therapie

Eine Prophylaxe mit Nystatin kann eine Soorbildung in den Schleimhäuten verhindern (2). Eine großzügige Indikationsstellung in den ersten Wochen nach Nierentransplantation wird daher empfohlen.

Eine **Candidurie** mit Leukozyturie muss bei Nierentransplantierten wegen des Risikos der Ausbreitung von Pilzhyphen im Nierenparenchym mit konsekutiver Verschlechterung der Nierenfunktion behandelt werden (2). Zudem kann eine Candidurie auch der einzige Hinweis auf eine Candidämie sein, da sowohl Blutkulturen als auch serologische Tests bei invasiver Candidiasis nur eine eingeschränkte Sensitivität aufweisen (101). Als Therapie der Wahl gilt wegen seiner guten Verträglichkeit Fluconazol – es erreicht bei normaler Nierenfunktion im Vergleich zu anderen Azolen auch hohe Urinkonzentrationen (101). Allerdings kann es bei Patienten mit eingeschränkter Nierenfunktion wegen der dann eingeschränkten Fluconazol-Konzentrationen im Urin zu einer reduzierten Candida-Eradikation kommen – insbesondere bei den weniger empfindlichen *Non-Albicans*-Stämmen (101). Alternativ bietet sich die Therapie mit einem Amphotericin-B-Präparat an (2,101). Dagegen stehen uns heute die nicht-nephrotoxischen Fungostatika, Echinocandinen sowie der neueren Breitspektrum-Azole (Voriconazol, Posaconazol) zur Verfügung (101). Mit diesen Substanzen soll dann eine anti-mycogrammgerechte Behandlung durchgeführt werden.

Eine **invasive Candidiasis** muss so schnell wie möglich behandelt werden, um fatale Verläufe zu verhindern (22). Wegen der zunehmenden Entwicklung von Azol-Resistenzen erscheint hier die Primärtherapie mit Azol-Antimykotika nicht mehr angebracht – die *Arbeitsgemeinschaft Infektionen in der Hämatologie und Onkologie* (AGIHO) empfiehlt bei einer invasiven Candidainfektion bei Krebspatienten zunächst den Therapiebeginn mit einem Echinocandin (Caspofungin, Micafungin oder Anidulafungin) (22). Ein Wechsel auf Fluconazol ist möglich, sobald die Empfindlichkeit des Erregers gegenüber Fluconazol bestätigt ist, der Patient klinisch stabil ist und keine vorangegangene Azol-Exposition aufweist (22). Als Dosierung empfiehlt die AGIHO eine Initialdosis von 800 mg/Tag Fluconazol, die nach klinischer Stabilisierung bei nicht-neutropenischen Patienten auf 400 mg/Tag reduziert werden kann. Als *Second-line*-Therapeutika werden *Amphotericin-B-Lipid-komplex* (ABLC) oder *liposomales Amphotericin B* (L-AmB) empfohlen (22).

Bezüglich nephrotoxischer Effekte schneidet nach der vorliegenden Studienlage L-AmB unter den Amphotericin-Präparaten am besten ab: In einer prospektiven Studie wurde eine Verschlechterung der Nierenfunktion bei 66 % unter Amphotericin-B-Deoxycholat (D-AmB) und bei 55 % unter ABLC, dagegen nur bei 29 % unter L-AmB registriert (23). Deshalb sollte gerade nach Nierentransplantation unter den Amphotericin-Präparaten L-AmB den Vorzug erhalten.

Auch bei Infektionen mit *Candida glabrata* reicht eine Therapie mit Azolderivaten oft nicht aus (2), da bei dieser Spezies die Azol-Resistenzraten besonders hoch sind (21). Deshalb sollte auch hier Amphotericin B eingesetzt werden (2). Alternativ kann auch eine Therapie mit neueren Fungistatika erfolgen, die allerdings für Nierentransplantierte noch nicht offiziell zugelassen sind (2).

4.2. Schimmelpilze

4.2.1. Hintergrund

Da ausgedehnte Aspergillusinfektionen häufig letal verlaufen, ist eine frühzeitige Diagnosestellung und Therapie bei ersten klinischen Zeichen essentiell, da so die Überlebenschancen verbessert werden können (22).

4.2.2. Definition

Eine **nachgewiesene Aspergillus-Infektion** liegt vor, wenn mindestens eine der folgenden Konstellationen vorliegt:

- In einer mittels Biopsie oder Feinnadel-Aspiration gewonnenen, im Normalfall sterilen Gewebeprobe sind Hyphen sowie eine assoziierte Gewebeschädigung nachweisbar (4).

- Anzüchtung von Aspergillus aus einer im Normalfall sterilen Flüssigkeits- oder Gewebeprobe aus einem Gewebe mit klinisch oder radiologisch pathologischen Befund (gilt nicht für Urin, Harntrakt und Schleimhäute) (4). Bei sehr geringen Koloniezahlen sollte allerdings eine Kontamination im Rahmen der Probenentnahme ausgeschlossen werden (4).

- Aspergillus-Nachweis aus Blutkulturen, im zeitlichen Zusammenhang mit einer klinischen Symptomatik, die mit einer Aspergillus-Infektion vereinbar ist (4).

Eine **mögliche invasive Aspergillus-Infektion** liegt bei folgenden Konstellationen vor (4):

- Aus Sputum oder aus der BAL können Aspergillen angezüchtet werden und gleichzeitig bestehen Aspergillose-typische Befunde im CT: Hofzeichen (*Halo-Sign*), das Luftsichel-Zeichen (*Air-Crescent-Sign*) oder eine Höhlenbildung (4).

- Klinische Symptome einer Infektion der unteren Atemwege mit mikrobiologischem Infektions-Nachweis und einem neuen Infiltrat, das nicht die typischen CT-Befunde (s.o.) aufweist.

- Keine Anzüchtung von Aspergillen aus Sputum oder BAL möglich, aber mindestens zwei im Galactomannan-Assay positive Blutproben sowie klinische Hinweise auf eine invasive Pilzinfektion (4).

4.2.3. Diagnostik

Ein Routine-Monitoring wird nicht empfohlen (4). Bei entsprechender klinischer Symptomatik sollten mikrobiologische und radiologische Abklärungen erfolgen (4). Prädisponiert sind Patienten mit hoher Immunsuppression, längeren Phasen einer Neutropenie und solche, die eine besonders hohe Umweltexposition haben. Auch bei chronisch kranken, dialysepflichtigen Patienten mit Zirrhose scheint das Risiko für eine Aspergillose erhöht zu sein.

Ein Thorax-CT sollte bei Verdacht auf eine Aspergillose auch bei noch unauffälligem Thoraxröntgenbild erfolgen, da im CT bereits kleine Pilzherde darstellbar sind (2). Beim Verdacht auf eine Aspergillus-Pneumonie sollte die Diagnosesicherung mittels Bronchoskopie erfolgen (2). Eine TEE (*transösophageale Echokardiografie*) ist auch zu empfehlen bei Nachweis von Aspergillus in der

Blutkultur. Auch eine mögliche zerebrale Beteiligung sollte mittels CT ausgeschlossen werden.

4.2.4. Therapie

Für die primäre und sekundäre Therapie der invasiven Aspergillose haben sich Voriconazol, D-AmB, AmB-Lipidformulierungen, Caspofungin, Itraconazol und Posaconazol als effektiv erwiesen (22).

Bisher bestand die Therapie der invasiven Aspergillose aus der Gabe von **Amphotericin B** (AmB) in Kombination mit Ancotil, nach Rückbildung sollte anschließend noch mit Itraconazol weiter behandelt werden (2). Die AGIHO empfiehlt allerdings **Voriconazol** als neues Goldstandard-Therapeutikum zur primären Therapie bei invasiver Aspergillose (22), da mit Voriconazol im Vergleich zu D-AmB signifikant höhere Ansprechraten und Überlebensraten bei gleichzeitig niedrigerer Nebenwirkungsrate zu erzielen sind (24). Nach oraler oder intravenöser Gabe werden adäquate Voriconazol-Konzentrationen in allen Körperregionen einschließlich des Gehirnparenchyms erreicht (22). Hauptkomplikationen sind reversible Sehstörungen, die bei 40 % der Patienten auftreten. Da Voriconazol über das Cytochrom-P450-System der Leber metabolisiert wird (22), muss insbesondere auf Wechselwirkungen mit der Immunsuppression geachtet werden.

Amphotericin B ist laut AGIHO-Empfehlungen als primäre Therapie der zweiten Wahl anzusehen. Die Auswahl des AmB-Präparates wurde bereits bei der Therapie der Hefepilz-Infektionen beschrieben (s.o.). Aufgrund der Datenlage sollte, wenn ein Amphotericin-Präparat indiziert erscheint, am ehesten L-AmB gegeben werden (22).

Wird wegen Nichtansprechen eine Therapieumstellung auf eine sekundäre Therapie notwendig, dann sollte grundsätzlich auf eine andere Substanzklasse gewechselt werden (22). Als sekundäre Therapie einer IPA empfiehlt die AGIHO vor allem Posaconazol oder Caspofungin sowie als Ausweichpräparate ABLC, Itraconazol und Micafungin (22). **Posaconazol** zeigte in Studien zur sekundären Therapie höhere Ansprechraten im Vergleich zu bisherigen Standard-Therapien (22). Auch bei diesem Azol ist auf Interaktionen am Cytochrom-P450-System zu achten (22). **Caspofungin** zeigt in der sekundären Therapie ebenfalls gute

Ansprechraten und ist zudem sehr gut verträglich (22).

Die Datenlage zum Einsatz von **Itraconazol** bei invasiven Aspergillosen ist dürftig (22). Da zudem potentere und besser untersuchte Antimykotika verfügbar sind, sollte Itraconazol nur als Ausweichmedikament bei Unverträglichkeiten gegenüber anderen Therapien eingesetzt werden (22).

Zu **Kombinationstherapien** aus mehreren Antimykotika mit unterschiedlichem Wirkansatz liegen zwar viel versprechende, aber nur einzelne Studien vor. Kombinationstherapien sollten daher nur bei therapierefraktären Erkrankungen sowie bei schwer erkrankten Patienten unter Hinzuziehung eines Infektiologen erwogen werden (22).

Die **Dauer der Therapie** sollte mindestens 14 Tage in voller Dosis betragen, bevor das klinische Ansprechen beurteilt wird (22). Eine vorübergehende Zunahme des Volumens von Lungenläsionen bei invasiver pulmonaler Aspergillose (IPA) während der ersten Therapiewoche sollte nicht als Therapieversagen fehlinterpretiert werden (22). Insgesamt sollte die Therapie bei der IPA so lange fortgesetzt werden, bis die Manifestationen komplett verschwunden sind oder nur noch narbige Residuen nachweisbar sind (22). Dies läuft häufig auf eine monatelange Therapie mit z.B. Voriconazol hinaus.

Als weitere Maßnahme kann bei einer IPA insbesondere bei akuter Hämoptyse oder drohender Beteiligung eines großen Gefäßes, aber auch bei anderen Lokalisationen, wie einer aspergillösen Sinusitis mit drohender Gehirnbeteiligung, auch eine **chirurgische Entfernung** des Herdes indiziert sein (22). Weitere therapeutische Möglichkeiten sind die **lokale Medikamenteninstillation** in therapierefraktäre Abszesse oder Kavernen sowie die **Embolisierung** der betreffenden Gefäße bei großen Lungeninfiltraten und drohender Hämoptyse (22). Soweit möglich, sollte auch eine Minimierung der Immunsuppression erfolgen.

Wichtig ist auch die Beachtung der Interaktionen zwischen Azolen und Immunsuppressiva wie mTOR-Inhibitoren oder Calcineurin-Inhibitoren. Die Blutspiegel der Immunsuppressiva werden um das zirka 2,5-Fache erhöht. Dementsprechend muss die Dosierung der Immunsuppressiva prophylaktisch reduziert und engmaschig monitorisiert werden, insbesondere auch bei Dosisänderungen der Azole.

Spezielle Infektionen: Besondere Keime

5. Spezielle Infektionen: Besondere Keime

5.1. *Pneumocystis jirovecii*

5.1.1. Hintergrund

Das Risiko für eine Pneumocystis-Infektion ist in den ersten 6 Monaten nach Transplantation sowie während Phasen mit gesteigerter Immunsuppression erhöht (3). Ohne Prophylaxe liegt die Inzidenz der *Pneumocystis-Pneumonie* (PCP) bei etwa 10 % in den ersten 6 Monaten nach Transplantation (3). Die PCP ist zudem eine schwere Erkrankung mit einer hohen Letalitätsrate, die bei Nierentransplantierten bis zu 50 % betragen kann (37). Deshalb sollten alle Patienten nach Transplantation eine PCP-Prophylaxe (s.u.) erhalten (37).

Während man früher davon ausging, dass sich die Pneumocystis-Infektion durch eine Reaktivierung aus einem latenten Trägerstadium entwickelt, geht man aufgrund aktueller Daten eher davon aus, dass die Infektion oft auf die Akquisition exogener Keime zurückzuführen ist. So wurden mittlerweile mehrere lokale Häufungen von PCP-Infektionen beobachtet, bei denen aufgrund Genotypisierungen der Erreger ein direkter Infektions-Zusammenhang nachweisbar war (37). Bei einer solchen Endemie hatten sich an der Universitätsklinik in Leiden innerhalb von 11 Monaten 22 ambulant betreute Nierentransplantierte angesteckt (38). Der wahrscheinlichste Übertragungsweg ist hier die direkte Mensch-zu-Mensch-Übertragung (38), die sowohl als Schmier- wie auch als Tröpfcheninfektion erfolgen kann (39).

Zu den Risikofaktoren für eine PCP-Infektion gehören Abstoßungsreaktionen (37). Auch die Intensität der Langzeit-Immunsuppression spielt eine Rolle, wobei verschiedene Subtanzgruppen offenbar unterschiedlich zu diesem Risiko beitragen (37).

Unter der Therapie mit Sirolimus (Rapamycin) wurde gehäuft eine interstitielle Pneumonitis beobachtet (36). Gelegentliche Fälle sind auch unter Everolimus-Therapie bekannt (137). Diese Pneumonitis kann als Nebenwirkung von Sirolimus ohne den Nachweis eines beteiligten Pathogens auftreten (36), andererseits scheinen mTor-Inhibitoren aber auch die Empfänglichkeit für eine

PCP-Infektion bei Nierentransplantierten zu erhöhen (1,37).

5.1.2. Definition

Die durch den Pilz *Pneumocystis jirovecii* (früher: *Pneumocystis carinii f. sp. hominis*) verursachte Pneumocystis-Pneumonie (PCP) ist eine typische opportunistische Infektion, die in erster Linie bei Patienten unter Immunsuppression sowie bei HIV-Infizierten, aber nur selten bei Immunkompetenten beobachtet wird (39).

5.1.3. Diagnostik

Bei Transplantationspatienten entwickelt sich die Pneumocystis-Pneumonie typischerweise akut bis subakut (3). Die Infektion ist gekennzeichnet durch Dyspnoe, trockenen Husten und ausgeprägte Hypoxämie, wobei entsprechende klinische und radiologische Befunde fehlen können (3). Eine extrapulmonale Beteiligung ist bei Organtransplantierten selten (3).

Im Thorax-Röntgen kann der Befund völlig normal sein oder perihiläre und interstitielle milchglasartige Infiltrate aufweisen (3). Sensitiver als die Röntgenuntersuchung ist das Thorax-CT, um die diffusen interstitiellen oder nodulären Muster darzustellen (3). Auffällig in den blutchemischen Untersuchungen ist oft eine LDH-Erhöhung.

In der Labordiagnostik wird *P. jirovecii* im induzierten Sputum, Trachealsekret, BAL-Flüssigkeit oder aus Lungenbiopsaten nachgewiesen (39). Üblicherweise werden keine Lungenbiopsien durchgeführt. Die BAL sichert in den meisten Fällen die Diagnose. Standard-Färbemethode ist die Grocott- Färbung (Methamin-Silber-Färbung) mit einer Sensitivität von 60-80 % und einer Spezifität von 80-99 % (39). Molekularbiologische Methoden (PCR) sind mit einer Sensitivität von über 95 % dem klassischen Nachweis mit Färbemethoden überlegen und lassen auch eine Genotypisierung zu (39).

Die klinischen und radiologischen Befunde können bei PCP und CMV-Pneumonie ähnlich sein – und die mögliche Beteiligung beider Pathogene ist in der Tat eine diagnostische Herausforderung (3), da beide Infektionen häufig gleichzeitig auftreten (37).

5.1.4. Prophylaxe und Therapie

Therapie der Wahl ist die frühzeitige Therapie mit Cotrimoxazol (TMPP/SFM), wobei die Dosierung an die Nierenfunktion angepasst werden sollte (37). Die volle Dosis wird allerdings nur von wenigen Nierentransplantierten über längere Zeit vertragen, was sowohl durch einen reversiblen, Trimethoprim-verursachten Kreatininanstieg (Trimethoprim hemmt die tubuläre Kreatinin-Sekretion) als auch durch die Nephrotoxizität von Sulfamethoxazol bedingt ist (3,37). Eine ausreichende Flüssigkeitszufuhr kann helfen (3), sowie eine Dosisreduktion bei Nierenfunktionsverschlechterung, um eine Akkumulation und drohende Knochenmarktoxizität zu vermeiden. Die Therapiedauer sollte 14-21 Tage betragen (37). Patienten mit einem Ausgangs-PaO_2 <70 mmHg sollten zunächst parenteral behandelt werden, und die zusätzliche Gabe von Steroiden sollte erwogen werden (37). Obwohl die **Reduktion der immunsuppressiven Gesamtintensität generell zu erwägen ist**, sollte bei der PCP beachtet werden, dass sich kurze Steroidzyklen mit einem schrittweisen Ausschleichen (z.B. 2 x 30 mg Methylprednisolon an Tag 1-5, Ausschleichen über 10-15 Tage) bewährt haben, um die Mortalität zu senken (3,37). In der Regel ist eine Mono-Steroidtherapie insbesondere bei niedrigen Helferzellzahlen in der Zeit der PCP-Infektion sinnvoll ohne weitere Gabe von Begleitimmunsuppressiva. Häufig ist zur Prävention einer Nebenniereninsuffizienz eine Hydrokortisondauergabe sinnvoll.

Als Therapiealternativen zu TMPP/SFM kommen intravenöses Pentamidin, Atovaquon, Clindamycin mit Primaquin oder Pyrimethamin sowie Trimetrexat in Frage (3).

Wichtig ist aber auch die **Prophylaxe** der Pneumocystis-Infektion – Prophylaktikum der Wahl ist niedrigdosiertes Cotrimoxazol (Dosierung: 80/400 mg täglich oder 160/800 mg jeden zweiten Tag), das nach Nierentransplantation grundsätzlich für mindestens 4 Monate sowie zusätzlich nach Abstoßungstherapien für 3-4 Monate gegeben werden sollte (37). Vorteile von Cotrimoxazol sind die gute Effektivität, die niedrigen Kosten, die Verfügbarkeit oraler Präparationen sowie die zu-

sätzliche Protektion vor anderen Infektionen (z.B. Toxoplasmose und Nocardia- u. verschiedene bakterielle Infektionen) (3). Nur beim Vorliegen von nachgewiesenen Allergien gegen die Bestandteile sowie bei interstitieller Nephritis sind alternative Strategien zur Prophylaxe notwendig – in den *European Best Practice Guidelines* wird dazu die Inhalation von Pentamidin (300 mg 1-2x pro Monat) empfohlen (37). Weitere mögliche Medikamente der zweiten Wahl sind Dapson, Atovaquon und intravenöses Pentamidin (3).

5.2. Nocardia

5.2.1. Hintergrund

Nocardia-Arten sind grampositive, partiell säurefeste, obligat aerobe, verzweigt wachsende Bakterien, die ubiquitär vor allem im Erdboden und Staub, auch Staub, der bei Abbrucharbeiten von Fachwerk- und Ziegelbauten entsteht, sowie gelegentlich auch im Oberflächenwasser vorkommen (43,103,104). Für Infektionen bei Organtransplantierten sind in Mitteleuropa vor allem die Mitglieder des so genannten *Nocardia-asteroides*-Komplexes (*N. asteroides sensu stricto, N. farcinica, N. nova, N. abscessus, N. cyriacigeorgica, N. paucivorans, N. veterana* u.a.) verantwortlich. Unter diesen kommt in Deutschland *N. farcinica* mit Abstand am häufigsten vor. Außerhalb Europas können gegebenenfalls auch *Nocardia brasiliensis, Nocardia otitidis caviarum* und *Nocardia transvalensis* bei Transplantatempfängern zu Infektionen führen (104).

Die Häufigkeit von Nocardia-Infektionen bei Organtransplantierten liegt bei 0,7-3 %. Die primäre Infektion erfolgt meist über die Lunge, mit nachfolgender Disseminierung in andere Gewebe, insbesondere ins Gehirn, wo Nocardien zu Abszessen führen können (43). Weitere Organmanifestationen betreffen Knochen (Abszesse), Augen und Haut, in der sich subkutane Knoten entwickeln können (43). Eine primär-kutane oder subkutane Infektion ist bei Verletzungen, aber auch nach operativen Eingriffen möglich (43,105).

Der Hauptrisikofaktor für Nocardia-Infektionen ist die eingeschränkte Abwehrfunktion – so wird die Infektion am häufigsten bei Organtransplantierten, HIV-Infizierten und Patienten mit lymphoretikulären Malignomen sowie Patienten unter Langzeittherapie mit systemischen Kortikosteroiden beobachtet (43,104,105). Nur selten tritt die Nocardia-Infektion im ersten Monat nach Transplantation auf, wenn auch die Diagnose bei Patienten mit aggressiver Immunsuppression in Betracht gezogen werden sollte (43). In einer Studie wurden ein hohes immunologisches Risiko, eine hochgradige Immunsuppression sowie vermutlich auch eine Tacrolimus-basierte Immunsuppression als Risikofaktoren für eine Nocardia-Infektion identifiziert (44). Eine weitere, retrospektive Analyse fand ebenfalls ein höheres Nocardiose-Risiko unter einer Tacrolimus-basierten im Vergleich zur Ciclosporin-basierten Immunsuppression (53). Die Dauer bis zum Auftreten der Nocardien-Infektion betrug in dieser Analyse im Durchschnitt 100 Monate unter Ciclosporin-basierten und 7,8 Monate unter Tacrolimus-basierten Regimes (53). In einer weiteren Studie waren generell ein hoher Blutspiegel des Calcineurin-Inhibitors im letzten Monat sowie eine hochdosierte Kortikosteroid-Therapie mit einem erhöhten Nocardiose-Risiko assoziiert (54). Eine CMV-Infektion ist eine wichtige Koinfektion, die vermutlich ebenfalls die Entwicklung einer Nocardia-Infektion begünstigt (43,54).

5.2.2. Diagnostik

Das klinische Bild der pulmonalen Nocardiose ist vielfältig – es können granulomatöse wie auch purulente Reaktionen auftreten (43,103). Im Röntgen-Thorax zeigen sich in der Regel irreguläre knotige Läsionen, die sich auch zu Kavernen entwickeln können (43,104). Ebenso können auch diffuse pneumonische Infiltrate und Pleuraergüsse auftreten (43,103,104).

Die Diagnosesicherung erfolgt mittels Mikroskopie (Nachweis partiell säurefester, verzweigter Stäbchen und Fäden) und Bakterienkultur (43,103,104). Nocardien wachsen auf nichtselektiven Medien, und es dauert 2-5 Tage, bis das Bakterienwachstum sichtbar wird (43). Das untersuchende Labor sollte auf die Möglichkeit einer Nocardia-Infektion hingewiesen werden, da das vergleichsweise langsame Nocardien-Wachstum in einer gemischten Bakterienkultur (z.B. Sputum) leicht von anderen Keimen überwuchert werden kann (43), sodass der Einsatz von speziellen Selektivmedien die Diagnose wesentlich sicherer machen kann (103,104). In manchen Fällen sind eine

Diagnosesicherung und ein Erregernachweis nur über eine Biopsie des Lungenherdes möglich.

Sobald die Diagnose einer pulmonalen Nocardiose gesichert ist, sollte eine disseminierte Erkrankung in Betracht gezogen und nach weiteren Manifestationen gesucht werden – diese Untersuchungen sollten auch eine Gehirn-MRT zum Ausschluss zerebraler Abszesse beinhalten (43). Positive Blutkulturen sind dagegen selten nachweisbar – meist in Assoziation mit zentralvenösen Kathetern oder Herzklappen(prothesen)infektionen (43,104).

5.2.3. Prophylaxe und Therapie

Durch eine PCP-Prophylaxe mit Cotrimoxazol soll auch das Risiko für Nocardia-Infektionen sowie für weitere Infektionen reduziert werden können (43). Allerdings scheint die für die PCP-Prophylaxe verwendete Dosierung für eine sichere Nocardiose-Protektion zu niedrig zu sein, zumal nahezu alle in Deutschland vorkommenden Nocardiose-Fälle nicht auf Cotrimoxazol ansprechen, da die Erreger gegen dieses Mittel resistent sind (103,104): So entwickelten sich in einer Studie 24 (69 %) der insgesamt 35 registrierten Nocardiosen bei Organtransplantierten unter einer Cotrimoxazol-Prophylaxe und trotz nachgewiesener *In-vitro*-Empfindlichkeit des Erregers gegenüber Cotrimoxazol (54). Darüber hinaus sind noch weitere Fälle einer Nocardiose unter Cotrimoxazol-Prophylaxe beschrieben (55). *In-vitro*-Empfindlichkeit gegenüber Cotrimoxazol findet man fast nur bei *N. brasiliensis* sowie manchen Stämmen von *N. nova*, *N. otitidis caviarum*, *N. transvalensis* und *N. asteroides sensu stricto*. *N. farcinica* ist immer hoch resistent gegen Cotrimoxazol. Testergebnisse, die die Empfindlichkeit dieser und weiterer Nocardia-Arten anzuzeigen scheinen, gehen immer bzw. meistens auf Unzulänglichkeiten der Testmethodik zurück (103,104).

Die Basis der **Therapie** von Nocardia-Infektionen ist die Antibiose (43). Bei den in Deutschland vorkommenden Nocardiosen wurden die besten Behandlungserfolge mit einer Kombination aus Imipenem und Amikacin erzielt (103,104). Dabei ist allerdings zu berücksichtigen, dass die Nocardien überwiegend nur intermediär empfindlich gegenüber Imipenem sind, so dass Imipenem in Höchstdosen (mindestens 2 x 2 g/die) verabreicht werden muss. Die Amikacin-Dosierung sollte durch Spiegelbestimmung justiert werden (104). Eine Resistenztestung sollte nur veranlasst werden, wenn sichergestellt ist, dass eine für Nocardien adaptierte Testmethodik verwendet wird. Nach Feststellung ausreichender *In-vitro*-Empfindlichkeit kann alternativ zur Anwendung von Imipenem auch Amoxicillin plus Clavulansäure (**nicht** Ampicillin/Sulbactam!) zum Einsatz kommen (106).

Sowohl für Imipenem als auch Amikacin muss die Dosierung auch anhand der Kreatinin-*Clearance* angepasst werden. Zu beachten ist außerdem, dass durch Calcineurin-Inhibitoren die Nephrotoxizität von Aminoglykosiden verstärkt werden kann (43). Das Carbapenem Meropenem stellt keine Alternative zu Imipenem dar, da es praktisch immer unwirksam gegen Nocardien ist.

Zu den Alternativen einer Imipenem/Amikacin-Therapie zählen Minocyclin und Linezolid (43). Linezolid (Dosis: 2 x 600 mg) hat viele Vorteile: Es kann sowohl intravenös als auch oral gegeben werden, weist eine gute Bioverfügbarkeit und Penetration der Blut-Hirn-Schranke auf, besitzt keine signifikanten Arzneimittelinteraktionen, und weder bei Nieren- noch bei Leberinsuffizienz werden Dosisanpassungen notwendig (43). Zudem ist Linezolid *in vitro* gegen alle Nocardia-Spezies wirksam, so dass in Zukunft eine Verwendung als Therapeutikum der ersten oder zweiten Wahl denkbar ist (43).

Als weitere Therapiemaßnahme kann eine chirurgische Versorgung der Abszesse sinnvoll sein – insbesondere bei therapieresistenten Gehirnabszessen und großen Weichteilabszessen (43). Die chirurgische Versorgung sollte immer unter antibiotischer Abdeckung und Reduktion der Immunsuppression erfolgen (43).

Die **Dauer der Therapie** hängt auch von der Immunsuppression ab. Viele Patienten zeigen eine klinische Besserung innerhalb einer Woche nach Beginn der Antibiose (43). Wenn bei Erkrankungsbeginn eine schwere Erkrankung vorliegt, sollte für 3-4 Wochen parenteral behandelt werden; bei ausreichender Dosierung von Imipenem/Amikacin kann danach von einer Ausheilung der Erkrankung ausgegangen werden, wenn sich die klinischen und röntgenologischen Krankheitszeichen zurückgebildet haben (106). Das gilt auch für eine zerebrale Nocardiose, zumindest wenn große Hirnabszesse chirurgisch entleert werden konnten. Eine länger dauernde orale Weiterbe-

handlung nach ausreichender parenteraler Primärtherapie ist bei Anwendung von Imipenem (Amoxiciilin/Clavulansäure) und Amikacin nicht erforderlich (106). Während der Erkrankung sollte die Immunsuppression soweit möglich reduziert werden (43).

Nach Absetzen der Therapie wird ein engmaschiges Monitoring zur Früherkennung eines eventuellen Rezidivs empfohlen: Dazu sollten regelmäßige CT-Untersuchungen der betroffenen Organsysteme bzw. MRT-Untersuchungen des Gehirns bei Gehirnbeteiligung erfolgen (43).

5.3. *Toxoplasma gondii*

5.3.1. Hintergrund

Serologische Befunde lassen darauf schließen, dass in Europa bei bis zu 75 % der Bevölkerung im Laufe des Lebens eine Exposition mit *Toxoplasma gondii* erfolgt (45) – einem opportunistischer Erreger, der bei abwehrgeschwächten Menschen ein Spektrum an Erkrankungen hervorrufen kann, die als Toxoplasmose bezeichnet werden (45).

Toxoplasma gondii, der Erreger der Toxoplasmose, ist ein intrazelluläres Protozoon aus der Klasse der Kokzidien (45). Die Endwirte sind Katzen – in diesen beginnt der Lebenszyklus der Toxoplasmose, indem bei einer Infektion Millionen von Oozysten im infizierten Darmepithel produziert und mit den Faeces ausgeschieden werden (45). Einmal ausgeschieden, können die Oozysten über ein Jahr im feuchten Boden überleben und über die orale Schmierinfektion weitere Wirbeltiere – so auch Menschen – als Zwischenwirte infizieren (45). In den Zwischenwirten werden im Darm aus den platzenden oder proteolytisch zersetzten Oozysten motile Sporozoiten freigesetzt, die über direkte Penetration der Darmwand sowie über Blut- und Lymphkreislauf Zellen im ganzen Körper infizieren können (45). Dort können sie sich zu weiteren Stadien entwickeln – unter anderem den Tachyzoiten (Trophozoiten) als intrazelluläre Lebensform – und vermehren oder auch über viele Jahre in einem inaktivierten Zustand persistieren (45).

Bei Organtransplantierten ist sowohl eine Infektion durch die Transplantation eines seropositiven Organs in einen seronegativen Empfänger als auch eine endogene Reaktivierung einer latenten Infektion im Rahmen der Immunsuppression möglich

(45). Das Risiko der Ansteckung über das Spenderorgan ist bei Herztransplantierten wegen der Persistenz des Erregers im Myokard sehr hoch, bei anderen Organtransplantationen (Niere, Leber, Pankreas, Dünndarm) dagegen eher gering, da die Erreger in diesen Organen nicht persistieren (52). Die Immunität gegen Toxoplasmose wird von T-Lymphozyten, überwiegend über eine Makrophagen-Aktivierung, vermittelt (45). Substanzen, welche die T-Zell- oder Monozyten-Funktion beeinträchtigen (z.B. Steroide, ATG), prädisponieren daher zur Toxoplasmose (45).

Eine akute Toxoplasmose-Infektion gehört zu den schwerwiegendsten opportunistischen Infektionen nach Organtransplantation mit einer hohen Mortalitätsrate (52). Sie erfordert eine schnelle Diagnose und Therapie, um ernsthafte Schäden abzuwenden (45). Eine Gehirnbeteiligung ist zwar bei Organtransplantierten seltener als bei HIV-Infizierten, kann aber die Diagnose und Therapie erschweren (45).

5.3.2. Definition

Eine **akute Toxoplasmose** verläuft bei 80 % der Betroffenen asymptomatisch, und auch bei Nierentransplantierten treten asymptomatische Reaktivierungen auf (45,52). Selten können Grippe- oder Mononukleose-ähnliche Symptome sowie Lymphknotenschwellungen, vor allem im Halsbereich, auftreten (45), weitere mögliche Symptome sind Fieber, Schweißausbrüche, Muskel- und Halsschmerzen, Hepatosplenomegalie, atypische Lymphozytose oder auch makulopapulöse Exantheme (45). Im Rahmen einer Toxoplasmose-Erkrankung können sich eine Myokarditis, Myositis und Polymyositis entwickeln (45). Eine **Toxoplasmose-Chorioretinitis** ist die Folge der endogenen Reaktivierung einer kongenital erworbenen Toxoplasmose (45), sie tritt in der Regel ohne begleitende systemische Symptome auf.

Bei immunsupprimierten Personen beginnt die **Toxoplasmose-Erkrankung** oft mit Prodromalsymptomen wie Fieber und Lymphadenopathie (45). Im weiteren Verlauf können weitere Organmanifestationen mit Befall von Gehirn, Leber, Knochenmark, Herz, Omentum, Milz und anderen Organen hinzukommen (45). Die klinischen Hauptmanifestationen bei Organtransplantierten sind Enzephalitis und Pneumonie (52).

Die Gehirnbeteiligung kann sich bei eingeschränkter Immunfunktion sowohl in Form von multiplen fokalen Läsionen als auch in einer diffusen Enzephalitis manifestieren (45). Eine Toxoplasmose-Pneumonie äußert sich in einem allmählich fortschreitenden Krankheitsbild mit Fieber, Dyspnoe, Husten und gelegentlich Hämoptyse (45). Häufig treten auch asymptomatische Myokarditis und Myositis mit histologisch nachweisbaren Myozyten-Nekrosen auf (45).

5.3.3. Diagnostik

Die Serologie ist bei Toxoplasmose wenig hilfreich, da positive spezifische IgG und in Einzelfällen auch IgM ohne eine entsprechende klinische Symptomatik nachweisbar sein können, andererseits aber auch die serologische Antwort auf eine akute Infektion durch die Immunsuppression beeinträchtigt sein kann (42,52). Lediglich eine Konversion von seronegativ nach seropositiv oder ein Titer-Anstieg um mindestens den Faktor 4 können als Indikatoren für eine akute Toxoplasmose herangezogen werden (45,52). Ein serologisches Screening erscheint daher nur bei der Konstellation D+/R- in den ersten Monaten nach Transplantation sinnvoll (52).

Wegen der unterschiedlichen Vor- und Nachteile einzelner serologischer Assays haben sich Panels mit mehreren serologischen Tests bewährt (45). Der IgM-Titer zeigt eine enge Korrelation mit der akuten Infektion (45). Kommerzielle PCR-Assays haben zwar eine hohe Spezifität, aber eine ungenügende Sensitivität, so dass ein negatives PCR-Ergebnis eine Toxoplasmose nicht ausschließt (45, 52).

Der Nachweis der Toxoplasmen in Blut, anderen Körperflüssigkeiten oder Geweben ist die Basis der Toxoplasmose-Diagnostik (52). Der mikroskopische Nachweis von Tachyzoiten in Knochenmark-Aspiraten oder BAL nach Giemsa-Färbung ist die schnellste und einfachste Nachweismethode, hat allerdings eine geringe Sensitivität (52). Zur Diagnosesicherung bei entsprechender Symptomatik sind daher oft Biopsien aus den erkrankten Geweben zum Erregernachweis notwendig (45).

Der Nachweis von Toxoplasmen im Gewebe, insbesondere in Form von Zysten, ist allerdings nicht gleichzusetzen mit dem Nachweis einer klinischen Erkrankung, solange eine entsprechende klinische

Symptomatik fehlt (45). Denn die Gewebe-Zysten können nach der akuten Infektion in Gehirn, Lunge, Leber, Lymphknoten, Herz und Milz über viele Jahre persistieren (45). Um eine aktive Vermehrung nachzuweisen, müssen daher die Tachyzoiten im betroffenen Gewebe nachgewiesen werden, bei Pneumonie werden sie auch in der BAL gefunden (45). Auch der Nachweis spezifischer IgM-Antikörper spricht für eine akute Toxoplasmose-Erkrankung (45).

Die Diagnose einer ZNS-Toxoplasmose kann schwierig sein, da eine Lumbalpunktion unauffällig sein kann (45). Erhöhungen der Antikörpertiter in der Zerebrospinalflüssigkeit sprechen für eine aktive Infektion (45). Zudem ist die Liste der möglichen Differenzialdiagnosen lang, so dass bereits bei einem Verdacht eine eingehende Abklärung der ZNS-Symptomatik durch ein spezialisiertes Zentrum initiiert werden sollte. Zur Diagnosesicherung sollte eine Magnetresonanztomografie (MRT) des Gehirns oder zumindest ein Gehirn-CT durchgeführt werden (52).

Schwierigkeiten können sich auch bei der Diagnose einer Toxoplasmen-Pneumonie ergeben (45). Ein Thoraxröntgen kann unauffällig sein, ein diffuses bilaterales Lungeninfiltrat oder auch Knoten und asymmetrische Verschattungen aufweisen (45). Bei manchen Betroffenen ist eine auffällige hiläre Lymphadenopathie nachweisbar, Kavernen und Pleuraergüsse sind dagegen selten (45).

5.3.4. Prophylaxe und Therapie

Durch eine PCP-Prophylaxe mit Cotrimoxazol wird auch das Risiko einer aktiven Toxoplasmose-Infektion reduziert (45,52). Zu beachten ist, dass andere PCP-Prophylaktika, wie zum Beispiel Pentamidin, nicht vor Toxoplasmose schützen, was bei entsprechender Risikokonstellation als wichtiges Argument für Cotrimoxazol herangezogen werden sollte. Bei einer Cotrimoxazol-Unverträglichkeit und hohem Toxoplasmose-Risiko (D+/R-) ist als Alternative eine Prophylaxe mit einer Pyrimethamin-Monotherapie möglich (52). In seropositiven Empfängern ist das Risiko einer Toxoplasmose-Reaktivierung sehr gering, sodass es nicht den Einsatz einer spezifischen Prophylaxe rechtfertigt (52). Dennoch sollte dieses Risiko bei Nierentransplantierten ohne oder nach einer Prophylaxe nicht unbeachtet bleiben (52).

Durch ein serologisches Screening vor Transplantation können Risikokonstellationen mit hohem Infektionsrisiko (D+/R-) identifiziert werden – bei dieser Konstellation ist dringend zur Cotrimoxazol-Prophylaxe zu raten (52). Aber auch seropositive Empfänger mit einem Reaktivierungsrisiko werden durch das Screening erkannt (52). Eine negative Serologie bei Spender und Empfänger bedeutet allerdings keine völlige Entwarnung, da ja eine natürliche Toxoplasmose-Infektion auch nach der Transplantation erworben werden kann (52).

Bei nachgewiesener aktiver Toxoplasmen-Infektion sollte die **Initialtherapie** grundsätzlich auch eine **Reduktion der Immunsuppression** beinhalten (45).

Eine empirische Therapie sollte bei Patienten mit entsprechender klinischer Symptomatik und einem Risiko für eine disseminierte Toxoplasmose erfolgen. Antimikrobielle Therapie der ersten Wahl ist die Kombination aus Pyrimethamin (Startdosis 200 mg, danach 25-75 mg/Tag plus Folsäure 5-15 mg/Tag) mit einer synergistisch wirksamen Substanz – entweder einem Sulfonamid (Sulfadiazin oder Trisulfapyridin) oder Clindamycin (45). Als Alternative kann Pyrimethamin auch mit Atovaquon, Azithromycin, Trimetrexat oder Minocyclin kombiniert werden (45). Die **Dauer der Therapie** beträgt bei den meisten Patienten mit Immundefekt bis zu 6 Wochen (45).

Besondere Risikofaktoren

6. Besondere Risikofaktoren

6.1. Ältere Transplantatempfänger

Bei älteren Transplantatempfängern gehören Infektionen neben kardiovaskulären Erkrankungen zu den beiden häufigsten Todesursachen, während Abstoßungsreaktionen aufgrund der altersentsprechenden Reduktion der Immunfunktion im Vergleich zu jüngeren Patienten seltener sind (47, 48). Dies sollte bei der Nutzen-Risiko-Abwägung und Festlegung der Langzeit-Immunsuppression bei dieser Patientengruppe berücksichtigt werden. Die Prävention der häufigsten Infektionskrankheiten sowie eine frühzeitige Diagnostik haben hier einen noch wichtigeren Stellenwert.

6.2. Diabetes mellitus

Diabetes mellitus ist eine wichtige Komorbidität bei Empfängern von Nierentransplantaten (46). Die Erkrankung liegt bei vielen Betroffenen bereits vor der Transplantation vor und ist mittlerweile die häufigste Ursache der terminalen Niereninsuffizienz, aber nicht die Diagnose bei 40 % aller terminal niereninsuffizient Transplantierten (46): Zusätzlich entwickeln ca. 10-25 % aller Patienten nach der Transplantation einen Diabetes (Posttransplant Diabetes mellitus, PTDM) – was wiederum durch bestimmte Immunsuppressiva begünstigt wird. Bereits vor der Operation haben Diabetiker ein erhöhtes Infektionsrisiko, was durch die Immunsuppression nach Transplantation weiter gesteigert wird. Daher sollte bei dieser Komorbidität besonders auf eine Infektionsprophylaxe sowie eine engmaschige Diagnostik geachtet werden. Zu beachten ist insbesondere auch das Risiko schwerwiegender Infektionen nach kleinen Hautverletzungen, die insbesondere im Bereich der Füße, begünstigt durch die diabetische Neuropathie, zu schweren Weichteilinfektionen und Gangrän führen können.

6.3. Leukopenie

Insbesondere virale Infektionen sind häufig mit einer Leukopenie assoziiert (46). Da eine Leukopenie nach einer Nierentransplantation häufig auftritt, werden ein regelmäßiges Screening sowie ggf. eine sorgfältige Untersuchung ihrer Ursachen empfohlen (46). Als Ursache kommen entweder Nebenwirkungen der immunsuppressiven Thera-

pie oder Infektionen (vor allem virale Infektionen, z.B. CMV) in Frage (46).

Unter den Immunsuppressiva können vor allem Azathioprin und Mycophenolat dosisabhängig eine Leukopenie auslösen (46). Das Risiko ist erhöht bei Patienten mit einem genetischen Defekt der Thiopurin-Methyltransferase – die Betroffenen entwickeln bereits unter niedrigen Azathioprin-Dosierungen eine Neutropenie (46). Da auch Allopurinol über eine Hemmung der Xanthinoxidase – eines Schlüsselenzyms im Azathioprin-Metabolismus – den Azathioprin-Abbau hemmt, sollte die Kombination dieser beiden Medikamente unbedingt vermieden werden (46). Weitere Medikamente, die unter vielen anderen eine Leukopenie bei Organtransplantierten auslösen können, sind Ganciclovir, Cotrimoxazol, diverse weitere Antibiotika, und α-Methyldopa (46).

6.4. Arzneimittelinteraktionen zwischen Immunsuppressiva und Antiinfektiva

Im Management der Infektionen bei Nierentransplantierten ist es wichtig, die möglichen Interaktionen zwischen Immunsuppressiva und Antiinfektiva zu beachten (51). Die Auswahl der antiinfektiösen Therapie sollte bei Nierentransplantierten nicht nur die Empfindlichkeit des infektiösen Agens, sondern auch potenzielle Interaktionen mit der immunsuppressiven Therapie berücksichtigen (51).

Die meisten dieser Interaktionen werden über die gemeinsame Metabolisierung am Cytochrom-P450-System der Leber verursacht. Dabei können die Immunsuppressiva sowohl über die Enzyminduktion die Blutspiegel der Immunsuppression herabsetzen und so das Abstoßungsrisiko erhöhen (z.B. Rifampicin), als auch über eine Enzymhemmung die Blutspiegel erhöhen und so die Toxizität der Immunsuppressiva insbesondere im Bereich Immundefizienz in diesen besonderen Situationen verstärken (z.B. Erythromycin und Azole) (51). Wenn eine solche Interaktion zwischen Ciclosporin – dem am längsten und weitesten verwendeten Immunsuppressivum – und einer anderen Substanz bekannt ist, dann ist das Auftreten einer ähnlichen Interaktion auch für Tacrolimus, Sirolimus und Everolimus wahrscheinlich (51).

Bei einigen Antiinfektiva, wie z.B. Rifampicin (Enzym-Induktor) und Ketokonazol (Enzym-Inhibitor) sind diese Effekte derart ausgeprägt, dass ihr Einsatz bei Organtransplantierten möglichst vermieden und wenn möglich durch alternative antiinfektive Regimen ersetzt werden sollte (51). Doch bereits innerhalb der Substanzklassen gibt es Unterschiede, die oft ein Ausweichen auf eine weniger Interaktions-gefährdete Substanz möglich machen. So weisen unter den Makroliden Azithromycin und Dirithromycin ein geringes Interaktionspotenzial auf als Erythromycin (51).

Wenn trotz bekannter Interaktionen ein Einsatz als unvermeidlich angesehen wird, dann sollte bereits frühzeitig eine Dosisanpassung der betroffenen Immunsuppressiva (CsA, Tac und mTOR-Inhibitoren) erfolgen, um die zu erwartenden Abstoßungen oder Toxizitäten bzw. ungewollte Immundefizienz zu vermeiden (51).

Zu beachten sind auch Konstellationen, die zu synergistischen toxischen Effekten führen (51). Auch in diesen Fällen sollten solche Kombinationen weitestgehend vermieden werden (51). So können beispielsweise die Aminoglykoside Gentamicin, Tobramycin und Amikacin, das Antimykotikum Amphotericin B oder auch die antiviralen Substanzen Foscarnet und Cidofovir die Nephrotoxizität der Calcineurin-Inhibitoren (Ciclosporin und Tacrolimus) erhöhen (51).

Produkt	Antibiotika	Antimykotika	Antivirale Substanzen
Certican® (Everolimus)	Erhöhung des Evr-Blutspiegels: • Erythromycin Senkung des Evr-Blutspiegels: • Rifampicin	Erhöhung des Evr-Blutspiegels: • Fluconazol	Erhöhung des Evr-Blutspiegels: Proteasehemmer, z.B. • Nelfinavir • Indinavir • Amprenavir • Senkung des Evr-Blutspiegels: Efavirenz • Nevirapin
Rapamune® (Sirolimus)	Erhöhung des Sir-Blutspiegels: • Telithromycin • Clarithromycin • Erythromycin • Troleandomycin Senkung des Sir-Blutspiegels: • Rifampicin • Rifabutin	Erhöhung des Sir-Blutspiegels: • Ketoconazol • Voriconazol • Itraconazol • Clotrimazol • Fluconazol	Erhöhung des Sir-Blutspiegels: • Proteasehemmer
Myfortic® (Mycophenol-säure)			Aciclovir Ganciclovir
Cellcept® (Mycophenolatmofetil)	Senkung des MMF-Blutspiegels: • Rifampicin wenn kein Ciclosporin eingenommen wird • Norofloxacin und Metronidazol kombiniert verabreicht • Ciprofloxacin plus Clavulansäure • Amoxicillin plus Clavulansäure		Aciclovir Ganciclovir

Produkt	Antibiotika	Antimykotika	Antivirale Substanzen
Sandimmun® Optoral (Ciclosporin)	**Erhöhung des CyA-Blutspiegels:** • Erythromycin • Azithromycin • Clarithromycin • Josamycin • Posinomycin • Pristinamycin • Doxycyclin **Senkung des CyA-Blutspiegels:** • Rifampicin • Nafcillin • intravenös verabreichtes Sulfadimidin und Trimethoprim **Verstärkung der Nephrotoxizität:** • Gentamycin • Tobramycin • Ciprofloxacin • Trimethoprim • Sulfamethoxazol • Vancomycin	**Erhöhung des CyA-Blutspiegels:** • Ketoconazol • Fluconazo • Itraconazol • Voriconazol **Senkung des CyA-Blutspiegels:** • Terbinafin **Verstärkung der Nephrotoxizität:** • Amphotericin B	
Prograf®/ Advagraf® (Tacrolimus)	**Starke Erhöhung des Tac-Blutspiegels:** • Erythromycin **Schwache Erhöhung des Tac-Blutspiegels:** • Clarithromycin • Josamycin **Senkung des Tac-Blutspiegels:** • Rifampicin • Isoniazid **Verstärkung der Nephrotoxizität oder Neurotoxizität:** • Aminoglykoside • Gyrasehemmer • Vancomycin • Sulfamethoxazol und Trimethoprim	**Starke Erhöhung des Tac-Blutspiegels:** • Ketoconazol • Fluconazol • Itraconazol • Voriconazol **Schwache Erhöhung des Tac-Blutspiegels:** • Clotrimazol **Verstärkung der Nephrotoxizität:** • Amphotericin B	**Starke Erhöhung des Tac-Blutspiegels:** Proteasehemmer: z.B. • Ritonavir **Verstärkung der Nephrotoxizität und Neurotoxizität:** • Ganciclovir • Aciclovir

Tab. 6.1: Wechselwirkungen von Immunsuppressiva und Antiinfektiva. Die wichtigsten Interaktionen betreffen Makrolide und Azolderivate, welche die Spiegel der Calcineurin- und mTOR-Inhibitoren erhöhen und Rifampicin, welches die Spiegel der Immunsuppressiva vermindert. Der wesentliche Mechanismus ist die Interaktion über das CYP 450 3A5 Enzymsystem (51, Fachinformation).

Immunsuppressive Therapien und assoziierte Infektionsrisiken	
Substanz	Häufige Pathogene/Probleme
Langzeit-Kortikoide	Pneumocystis, Bakterien, Pilze, Wundheilungsstörungen, Hepatitis-B-Virus
Kortikoid-Bolusgaben (als Abstoßungstherapie)	CMV, BK-Virus-assoziierte Nephropathie (BKVN)
Azathioprin	Neutropenie, Papillomavirus
Mycophenolatmofetil	Frühphase: Bakterien Langzeittherapie: CMV, Neutropenie, Ösophagitis
Calcineurin-Inhibitoren (CNIs)	Viren, Gingiva-Infektionen, PTLD, Hautkrebs
mTOR-Inhibitoren	Pneumonitis (schwere Infektionen bei Kombination mit CNIs)
T-Lymphozyten-Depletion (Substanz-spezifisch)	Herpesvirus-Reaktivierung, BKVN, späte Pilz- und Virusinfektionen, PTLD, Hepatitis C (Effekte ausgeprägter bei Abstoßungstherapie als bei Induktionstherapie)
B-Lymphozyten-Depletion, Plasmapherese	Kapselbildende Bakterien, Sepsis
IL-2-Rezeptor-Antagonisten (Induktionstherapie)	Limitierte Daten, keine gesicherten Effekte
Abatacept, Belatacept	PTLD möglicherweise erhöht

Tab. 6.2: Die indiduellen Risiken hängen ab von der immunsuppressiven Gesamtdosis, der Dauer sowie der zeitlichen Abfolge der Therapie sowie von viralen Koinfektionen, Transplantatdysfunktionen, metabolischen Störungen und weiteren Faktoren. Die Datenlage ist limitiert bei neueren Substanzen (modifizert nach 132).

Impfungen und Impfempfehlungen

7. Impfungen und Impfempfehlungen

Impfempfehlungen für nierentransplantierte Patienten sollten sich immer an den jeweiligen Impfleitlinien nationaler Gesundheitsbehörden orientieren. Diese können in Abhängigkeit des jeweiligen Landes bzw. seiner geographischen Lage variieren. Darüber hinaus können für Hochrisikopatienten bzw. für Reisen in endemische geographische Regionen spezielle Impfempfehlungen gelten.

Die folgenden Leitlinien zur Impfung nierentransplantierter Patienten sind im Rahmen der KDIGO-Leitlinien (Kidney Disease: Improving Global Outcomes www.kdigo.org, 40,122) publiziert worden und liegen auch von der *American Society of Transplantation* vor.

Welche Impfstoffe sollten verwendet werden?

- Zugelassene, inaktivierte Impfstoffe, außer gegen Hepatitis B (HBV), entsprechend den Empfehlungen für die Normalbevölkerung.

- Impfung gegen HBV idealerweise **vor** der Transplantation, Bestimmung der HBs-AK-Titer 6 bis 12 Wochen nach der letzten Impfdosis. Es wird vorgeschlagen, den HBsAK-Titer anschließend jährlich, Auffrischungsimpfung, falls der Antikörpertiter unter 10 mIU/ml fällt.

- Lebendimpfstoffe sollten bei Nierentransplantatempfängern vermieden werden.

Bei Transplantierten besteht ein erhöhtes Infektionsrisiko, da Immunsuppressiva die Bildung von Antikörpern unterdrücken und die Patienten durch die immunsuppressive Behandlung anfälliger für ansteckende Erkrankungen sind. Aufgrund dieses erhöhten Infektionsrisikos profitieren Organtransplantierte in besonderem Maße von Impfungen (40). Obwohl die meisten Impfungen eine Antikörperantwort erzeugen, sind die induzierten Antikörpertiter herabgesetzt. Dennoch bringt auch eine partielle Protektion signifikante Vorteile für Organtransplantierte (40,41). Inwieweit sich unter Einnahme einzelner immunsuppressiver Medikamente die Serokonversionsrate bzw. das Erreichen eines effektiven Impfschutzes unterscheiden, ist nicht sicher beurteilbar. Verschiedene Studien deuten allerdings darauf hin, dass der Einsatz von Mycophenolsäure im Vergleich zu anderen Immunsuppressiva die Impfantwort negativ beeinflusst (123). Wenngleich nur wenige überzeugende Studien zur Sicherheit und Effektivität von inaktivierten Impfstoffen vorliegen, überwiegen bei Impfungen mit inaktivierten Vakzinen die möglichen Vorteile der Protektion (40,41). **Nach derzeitiger Studienlage erscheinen inaktivierte Vakzine auch bei Organtransplantierten als sicher einsetzbar** (☞ Tab. 7.1).

Empfohlene Impfungen nach Nierentransplantation (KDIGO)
• Diphtherie-Pertussis-Tetanus
• Haemophilus influenzae B
• Hepatitis A [1]
• Hepatitis B
• Pneumokokken [2]
• Polio (inaktiviert)
• Influenza A und B (jährlich)
• Meningokokken: Hochrisikopatienten (z.B. nach Splenektomie)
• Typhoid Vi (Polysaccharidimpfstoff)

Tab. 7.1: Empfohlene Impfungen nach Nierentransplantation (KDIGO).
[1] Reisen, berufliche Exposition, Risikogruppen, Endemische Gebiete.
[2] Booster-Impfung alle 3-5 Jahre (Polysaccharidimpfstoff).

Die besten Daten zur Immunogenität liegen derzeit zur **Influenzaimpfung** vor: Bei sehr ausgeprägter Variabilität der Antikörperantwort erreichen 30-100 % der geimpften transplantierten Patienten protektive Antikörpertiter. Genaue Daten zur Immunogenität fehlen jedoch für die meisten inaktivierten Impfstoffe. Für die häufig geäußerte Befürchtung, dass Impfungen mit inaktivierten Vakzinen das Abstoßungsrisiko erhöhen, gibt es keine Evidenz in kontrollierten Studien (40).

Eine Influenzainfektion stellt bei transplantierten Patienten einen möglichen Faktor für Morbidität und Mortalität dar, und der Einsatz der Influenzaimpfung hat sich bei Transplantatempfängern als sicher und effektiv erwiesen (124,125). Insbesondere konnte kein Zusammenhang zwischen einer Influenzaimpfung und der Entwicklung einer akuten Abstoßung nachgewiesen werden. In einer rezenten Studie konnte außerdem kein Zusammenhang zwischen einer Influenzaimpfung und der *De-novo-* Produktion von HLA-Antikörpern bzw. deren Titerhöhe nachgewiesen werden (126,135). **Daher wird für nierentransplantierte Patienten und ihre familiären Kontaktpersonen die jährliche Influenzaimpfung empfohlen.**

Anders verhält es sich bei Lebendvakzinen – hier **können bei Immunsupprimierten schwere Infektionen mit den Impfkeimen auftreten, so dass eine Impfung mit Lebendimpfstoffen kontraindiziert ist** (41). Es gibt vereinzelte Untersuchungen zur Impfung Varizellen-naiver transplantierter Kinder. Auch eine Reihe von Lebendimpfungen, die für die Allgemeinbevölkerung empfohlen werden, sind somit für nierentransplantierte Patienten kontraindiziert (☞ Tab. 7.2). Bei Lebendimpfungen vor Transplantation wird ein Mindestabstand zwischen Impfung und Transplantation von 4 Wochen empfohlen (127).

Kontraindizierte Impfungen nach Nierentransplantation (KDIGO)
• Varizella-Zoster
• BCG (Bacillus Calmette-Guerin)
• Pocken
• Intranasale Influenzaimpfung
• Orale Lebendimpfung Typhoid
• Masern (Ausnahme Masernausbruch)
• Mumps
• Röteln
• Polio Schluckimpfung
• Japan-B-Enzephalitis
• Gelbfieber

Tab. 7.2: Kontraindizierte Impfungen nach Nierentransplantation (KDIGO, Kidney Disease: Improving Global Outcomes www.kdigo.org, 40,122).

Wann sollte geimpft werden?
• Sobald transplantierte Patienten die minimale Erhaltungsdosis der Immunsuppressiva erhalten
• Vermeidung von Impfungen in den ersten 6 Monaten nach Nierentransplantation, Ausnahme: Impfung gegen Influenza frühestens einen Monat nach Transplantation.

■ Zeitpunkt der Impfung

Da die Immunantwort auf die Impfung bei Nierentransplantierten herabgesetzt ist, **liegt der optimale Zeitpunkt für Impfungen bereits vor der Transplantation.** Die aufgeführten Impfungen sollten daher, soweit möglich, bereits vor einer Transplantation umgesetzt werden (40,41). Dies ist jedoch nicht immer möglich, besonders da manche Impfungen eine Auffrischimpfung erfordern. Bei bereits Transplantierten erreichen Impfungen dann die höchste Effektivität, wenn die Gesamt-Immunsuppression am geringsten ist, die Patienten also die geringstmögliche immunsuppressive Therapie haben (40). In den ersten 6 Monaten nach der Transplantation sollte nicht geimpft werden, weil die Immunsuppression zu diesem Zeitpunkt besonders stark ist und die Immunantwort auf die Impfung schwach ausfallen würde. **Aus diesem Grund erscheint auch bei akuter Abstoßungstherapie das Aufschieben einer Impfung sinnvoll, zumindest bis wieder die minimale Erhaltungstherapie der Immunsuppression erreicht ist** (40). Eine Ausnahme bildet die bereits erwähnte Influenzaimpfung. Da sie jeweils im Vorfeld des saisonalen Erkrankungsgipfels erfolgen sollte, kann in Einzelfällen in Abhängigkeit vom Zeitpunkt der Transplantation ein Abstand von 6 Monaten zur Transplantation nicht eingehalten werden. Im Hinblick auf den potentiellen Benefit einer Influenzaimpfung empfehlen die KDIGO-Guidelines in solchen Fällen trotz einer möglicherweise verminderten Impfantwort die Influenzaimpfung vor Beginn der jährlichen Influenzasaison ab dem 2. Monat nach Nierentransplantation durchzuführen (40).

Eine wichtige Präventionsmaßnahme ist auch die Überprüfung des Impfschutzes und konsekutive **Impfung von direkten Kontaktpersonen** – sowohl im häuslichen als auch im klinischen Umfeld (40, 41). Kontaktpersonen können Infektionen auf die Organtransplantierten übertragen (42). Hierzu zählen neben dem medizinischen Personal v.a. Familienmitglieder und enge Kontaktpersonen. Wegen der positiven Effekte einer Herdimmunität ist die Impfung der Kontaktpersonen zum Schutz des immunsupprimierten Patienten ähnlich wichtig wie die Impfung des Immunsupprimierten selbst (41).

> ■ **Welche speziellen Impfungen sind erforderlich?**
>
> • Nierentransplantatempfänger, die aufgrund ihres Alters, einer direkten Exposition, ihres Wohnsitzes oder einer Reise in endemische Gebiete, oder aufgrund anderer epidemiologischer Risikofaktoren ein erhöhtes Risiko für entsprechende Infektionen haben, sollten mit folgenden Impfstoffen geimpft werden:
>   - Rabies
>   - Frühjahr-Sommer-Meningoencephalitis (FSME)
>   - Japan-B-Enzephalitis (inaktiviert)
>   - Meningokokken
>   - Pneumokokken
>   - Salmonella typhi (inaktiviert)
> • Es erscheint sinnvoll, in speziellen Fällen einen Infektiologen, ein Tropeninstitut oder einen Kollegen des Gesundheitsamtes konsiliarisch zu befragen, ob entsprechende Impfungen zu rechtfertigen sind.

Nierentransplantierte Patienten besitzen unter Umständen aufgrund ihres Wohnorts, Reisen in endemische Gebiete oder nicht verhinderbarer Exposition ein erhöhtes Risiko für spezielle infektiöse Erkrankungen, die durch rechtzeitige Impfung vermieden werden könnten. Empfehlungen z.B. für Reiseimpfungen gelten auch für transplantierte Patienten, soweit es sich um inaktivierte Vakzine handelt. Bezüglich weiterer spezieller bzw. neuerer Impfstoffe wie z.B. gegen Humanes Papillomavirus, Tick-borne Enzephalitis, Varizellen oder EBV, zu denen kaum Daten bei Transplantierten vorliegen darf auf aktuelle Review-Artikel verwiesen werden (128,129).

Zusammengefasst ist ein ausreichender Impfschutz bei Transplantierten besonders wichtig, da ein erhöhtes Infektionsrisiko besteht. Transplantierte Patienten sollten generell über die Notwendigkeit der Impfung adäquat aufgeklärt werden (130).

Zusammenfassung und Fazit

8. Zusammenfassung und Fazit

Therapeutische Immunsuppression ist und bleibt eine Gratwanderung zwischen Abstoßungs- und Infektionsrisiko. Mit dem Aufkommen neuer Immunsuppressiva werden diese Risiken nicht verschwinden – sie werden sich lediglich in Frequenz und klinischer Präsentation wandeln. Neue diagnostische Methoden werden heute und in Zukunft ebenso zur Verbesserung beitragen wie neue Antiinfektiva zur erfolgreichen Therapie, und beides gilt es, zum Wohle des Patienten optimal zu nutzen. Und nicht jede Immunsuppression ist für jeden Patienten optimal – auch hier gilt es, individuelle Risikokonstellationen zu berücksichtigen.

Die hier zusammen getragenen Konsensus-Empfehlungen sollen helfen, in allen Teilaspekten auf dem aktuellen Stand zu bleiben. So sollen sie ihren Beitrag für ein optimiertes und zeitgemäßes Management der Infektionsrisiken von Nierentransplantierten leisten. Es ist geplant, diese Empfehlungen regelmäßig zu ergänzen und zu aktualisieren, damit sie denjenigen, die Nierentransplantierte betreuen, ein zuverlässiges Hilfsmittel für die therapeutische Gratwanderung sein können.

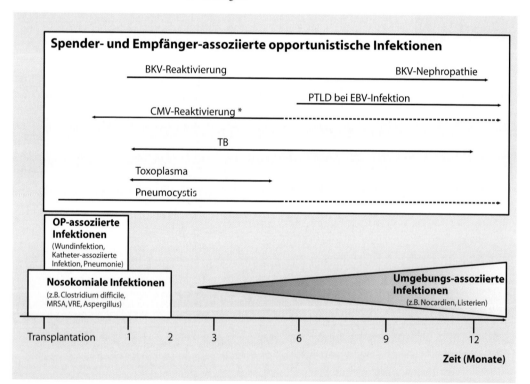

Abb. 8.1: Zeitachse der höchsten Infektionsrisiken für opportunistische Infektionen. Modifiziert nach (17). *: nach Absetzten der Prophylaxetherapie ist mit Symptomen der CMV-Infektion zu rechnen.

Literatur

9. Literatur

(1) Fishman JA: Infection in Solid-Organ Transplant Recipients. N Engl J Med 2007; 357: 2601-14

(2) Hauser I.A: Nierentransplantation. In: Nierenerkrankungen: Pathophysiologie, Diagnostik und Therapie. Geiger, Jonas, Lenz, Kramer Schattauer- Verlag Stuttgart New York 2001 (S.235-335)

(3) Fishman JA: Infection in Renal Transplant Recipients. Seminars in Nephrology 2007; 27(4): 445-61

(4) Humar A, Michaels M et al.: American Society of Transplantation Recommendations for Screening, Monitoring and Reporting of Infectious Complications in Immunosuppression Trials in Recipients of Organ Transplantation. Am J Tansplant 2006; 6: 262-74

(5) Mwintshi K, Brennan DC: Prevention and management of cytomegalovirus infection in solid-organ transplantation. Expert Rev Anti Infect Ther 2007; 5(2): 295-304

(6) Sagedal S, Rollag H, Hartmaann A: Cytomegalovirus infection in renal transplant recipients is associated with impaired survival irrespective of expected mortality risk. Clinical Transplantation 2007; 21(3): 309-13

(7) Small LN, Lau J et al: Preventing post-organ transplantation cytomegalovirus disease with ganciclovir: a meta-analysis comparing prophylactic and preemptive therapies. Clin Infect Dis 2006; 43(7): 869-80.

(8) Schreiber A, Härter G et al: Antiviral treatment of cytomegalovirus infection and resistant strains. Expert Opin 2009; 10(2): 191-209

(9) Kotton CN, Fishman JA: Viral Infection in the Renal Transplant Recipient. J Am Soc Nephrol 2005; 16: 1758-74

(10) Gessain A: Human herpesvirus 8 (HHV-8): clinical and epidemiological aspects and clonality of associated tumors. Bulletin de l Academie Nationale de Medecine 2008; 192(6): 1189-204

(11) Marcelin AG: HH8, Kaposi's disease and organ transplantation: Should we screen? Virologie 2007; 11(4): 279-88

(12) Ramos E, Drachenberg CB et al: The Decade of BK-associated Nephropathy: State of Affairs. Transplantation 2009; 87(5): 621-30

(13) Westhoff TH, Vergoulidou M et al: Chronic norovirus infection in renal transplant recipients. Nephrol Dial Transplant 2009; 24: 1051-3

(14) Schneider T, Schreier E, Zeitz M: Noroviren: häufigste Ursache infektiöser Gastroenteritiden. Dtsch Med Wochenschr 2007; 132: 2261-6

(15) Stock I: Infektionen durch Noroviren. MMP 2007; 30(10): 362-70

(16) RKI-Ratgeber Infektionskrankheiten – Merkblätter für Ärzte: Noroviren. Stand Stand Juli 2008. Abrufbar auf www.rki.de
(www.rki.de/cln_160/nn_494558/DE/Content/Infekt/EpidBull/Merkblaetter/Ratgeber__Mbl__Noroviren.html)

(17) Fishman JA, Rubin RH: Infection in Organ-Transplant Recipients. NEJM 1998; 338: 1741-51

(18) European Best Practice Guidelines for Renal Transplantation. Section IV: Long-term management of the transplant recipient. IV.7.2 Tuberculosis. Nephrol Dial Transplant 2002; 17(Suppl.4): 39-43

(19) RKI-Ratgeber Infektionskrankheiten – Merkblätter für Ärzte: Tuberkulose. Stand März 2009. Abrufbar auf www.rki.de
(www.rki.de/cln_091/nn_274324/DE/Content/Infekt/EpidBull/Merkblaetter/Ratgeber__Mbl__Tuberkulose.html)

(20) Schaberg T, Hauer H et al: Latente tuberkulöse Infektion: Empfehlungen zur präventiven Therapie bei Erwachsenen in Deutschland. Pneumologie 2004; 58: 255-70

(21) Borg-von Zeppelin M, Kunz L et al: Epidemiology an antifungal susceptibilities of Candida spp. to six antifungal agents: results from al surveillance study on fungaemia in Germany from July 2004 to August 2005. Journal of Antimicrobial Chemotherapy 2007; 60: 424-8

(22) Böhme A, Ruhnke M et al: Treatment of invasive fungal infections in cancer patients – Recommendations of the Infectious Diseases Working Party (AGIHO) of the German Society of Hematology and Oncology. Ann Hematol 2009; 88: 97-110

(23) Ullmann AJ, Sanz MA, Tramarin A, Barnes RA, Wu W, Gerlach BA (2006) Prospective study of amphotericin B formulations in immunocompromised patients in 4 European countries. Clin Infect Dis 43:e29–e38. doi: 10.1086/505969

(24) Herbrecht R, Denning DW et al: Voriconazole versus Amphotericin B for primary therapy of invasive Aspergillosis. N Engl J Med 2002; 347(6): 408-15

(25) Oluwadamilola A, Adeyemi A. et al: Invasive Infections with Community-Associated Methicillin-Resistant Staphylococcus aureus after Kidney Transplantation. J Clin Microbiol 2008; 46(8): 2809-13

(26) RKI-Ratgeber Infektionskrankheiten – Merkblätter für Ärzte: Staphylokokken-Erkrankungen, insbesondere Infektionen durch MRSA. Stand April 2009. Abrufbar auf www.rki.de

(www.rki.de/cln_160/nn_504504/DE/Content/Infekt/EpidBull/Merkblaetter/Ratgeber__Mbl__Staphylokokken__MRSA.html)

(27) Bonatti H, Pruett TL et al: Pneumonia in Solid Organ Recipients: Spectrum of Pathogens in 217 Episodes. Transplantation Proceedings 2009; 41: 371-4

(28) Freitas MCS, Pachero-Silva A et al: Prevalence of vancomycin-resistant Enterococcus fecal colonization among kidney transplant patients. BMC Infectious Diseases 2006; 6:133-9

(29) Werner G, Klare I et al: Vancomycin-resistente Enterokokken. Chemotherapie Journal 2008; 17(5): 183-93

(30) Tennover FC, McDonald LC: Vancomycin-resistant staphylococci and enterococci: epidemiology and control. Curr Opin Infect Dis 2005; 18(4): 300-5

(31) Zirakzadeh A, Patel R: Vancomycin-Resistant Enterococci: Colonization, Infection, Detection, and Treatment. Mayo Clinic Proc 2006; 81(4): 529-36

(32) Linden PK: Optimizing Therapy for Vancomycin-Resistant Enterococci (VRE). Semin Respir Crit Care Med 2007; 28: 632-45

(33) RKI: Zur Situation bei wichtigen Infektionskrankheiten in Deutschland: Listeriose. Epidemiologisches Bulletin 2006, Nr. 49: 435-442

(34) Rath T, Budiman D, Spieß M: Listerien-Meningoenzephalitis drei Jahre nach Nierentransplantation – Fallbericht und Literaturübersicht. Transplantationsmedizin 2007; 19:104-9

(35) Bortolussi R: Listeriosis: a primer. CMAJ 2008; 179(8):795-7

(36) Champion L, Stern M et al: Brief Communication: Sirolimus-Associated Pneumonitis: 24 Cases in Renal Transplant Recipients. Ann Intern Med 2006; 144: 505-9

(37) European Best Practice Guidelines for Renal Transplantation. Section IV: Long-term management of the transplant recipient. IV.7.1 Pneumocystis carinii pneumonia. Nephrol Dial Transplant 2002; 17(Suppl.4): 36-9

(38) de Boer MGJ, Brujnesteijn van Coppenraet LES et al: An Outbreak of Pneumocystis jiroveci Pneumonia with 1 Predominant Genotype among Renal Transplant Recipients: Interhuman Transmission or a Common Environmental Source? Clinical Infectious Diseases 2007; 44: 1143-9

(39) Riebold D, Löbermann M., Reisinger EC: Diagnostik und Resistenztestung bei Pneumocystis jirovecii. J Lab Med 2008; 32(1): 35-9

(40) KDIGO Clinical Practice Guideline for the Care of Kidney Transplant Recipients. Am J Tranplant 2009; 9 (Suppl. 3)

(41) Sester M, Gärtner BC et al: Vaccination of the solid organ transplant recipient. Transplantation Reviews 2008; 22: 274-284

(42) Guidelines for vaccination of solid organ transplant candidates and recipients. Am J Transplant 2004; 4(Suppl. 10): 160-3

(43) Guidelines, Transplant Infectious Diseases: Nocardia infections. Am J Transplant 2004; 4(Suppl. 10): 47-50

(44) Canet S, Garrigue V et al: Nocardiosis – is it frequently observed after the introduction of new immunosuppressive agents in renal transplantation? (franz.) Nephrologie 2004; 25(2): 43-8

(45) Guidelines, Transplant Infectious Diseases: Parasitic infections. Am J Transplant 2004; 4(Suppl. 10): 142-55

(46) European Best Practice Guidelines for Renal Transplantation. Section I: Evaluation, selection and preparation of the potential transplant recipient. Nephrol Dial Transplant 2000; 15(Suppl.7): 3-38

(46a) Kim E, Ko H, et al., Annals of Hepatology 2011; 10: 4-14

(47) European Best Practice Guidelines for Renal Transplantation. Section IV: Long-term management of the transplant recipient. IV.12: Elderly (specific problems). Nephrol Dial Transplant 2002; 17(Suppl.4): 58-60

(48) European Best Practice Guidelines for Renal Transplantation. Section IV: Long-term management of the transplant recipient. IV.9.2: Leukopenia. Nephrol Dial Transplant 2002; 17(Suppl.4): 49

(49) Stallone G, Infante B et al: Kaposi's sarcoma and mTOR: a crossroad between viral infection neoangiogenesis and immunosuppression. Transplant International 2008; 21(9): 825-32

(50) Campistol JM, Schena FP: Kaposi's sarcoma in renal transplant recipients – the impact of proliferation signal inhibitors. Neprol Dial Transplant 2007; 22(Suppl. 1): i17-i22

(51) Guidelines, Transplant Infectious Diseases: Immunosuppressive drug interactions with anti-infective drugs. Am J Transplant 2004; 4(Suppl. 10): 164-6

(52) Derouin F, Pelloux H: Prevention of toxoplasmosis in transplant patients. Clin Mikrobiol Infect 2008; 14: 1089-101

(53) Vigil KJ, Pasumarthy A et al: Nocardiosis in Renal Transplant Patients. Infect Dis Clin Pract 2007; 15:171-3

(54) Peleg AY, Husain S et al: Risk factors, Clinical Characteristics, and Outcome of Nocardia Infection in Organ Transplant Recipients : A Matched Case-Control Study. CID 2007; 44: 1307-14

(55) Hörl MP, Schmitz M et al: Opportunistic infections after renal transplantation. Current Opinion in Urology 2002; 12: 115-123

(56) Humar A, Lebranchu Y et al.: The efficacy and safety of 200 days valganciclovir cytomegalovirus prophylaxis in high-risk kidney transplant recipients. Am J Transplant. 2010;10(5):1228-37

(57) Hauser I.A: Nierentransplantation. In: Nierenerkrankungen: Pathophysiologie, Diagnostik und Therapie. Geiger, Jonas, Lenz, Kramer Schattauer- Verlag Stuttgart New York 2001 (S.235-335)

(58) Humar A, Limaye AP et al.: Extended valganciclovir prophylaxis in D+/R- Kidney transplant recipients is associated with long-term reduction in cytomegalovirus disease: two-year results of the IMPACT study. Transplant 2010; 90 (12): 1427-31

(59) Kotton CN. Management of cytomegalovirus infection in solid organ transplantation. Nat Rev Nephrol. 2010 (12):711-21

(60) Mwintshi K, Brennan DC: Prevention and management of cytomegalovirus infection in solid-organ transplantation. Expert Rev Anti Infect Ther 2007; 5(2): 295-304

(61) Sagedal S, Rollag H, Hartmaann A: Cytomegalovirus infection in renal transplant recipients is associated with impaired survival irrespective of expected mortality risk. Clinical Transplantation 2007; 21(3): 309-13

(62) Small LN, Lau J et al: Preventing post-organ transplantation cytomegalovirus disease with ganciclovir: a meta-analysis comparing prophylactic and preemptive therapies. Clin Infect Dis 2006; 43(7): 869-80

(63) Schreiber A, Härter G et al: Antiviral treatment of cytomegalovirus infection and resistant strains. Expert Opin 2009; 10(2): 191-209

(64) Kotton CN, Fishman JA: Viral Infection in the Renal Transplant Recipient. J Am Soc Nephrol 2005; 16: 1758-74

(65) Gessain A: Human herpesvirus 8 (HHV-8): clinical and epidemiological aspects and clonality of associated tumors. Bulletin de l Academie Nationale de Medecine 2008; 192(6): 1189-204

(66) Marcelin AG: HH8, Kaposi's disease and organ transplantation: Should we screen? Virologie 2007; 11(4): 279-88

(67) Ramos E, Drachenberg CB et al: The Decade of BK-associated Nephropathy: State of Affairs. Transplantation 2009; 87(5): 621-30

(68) Westhoff TH, Vergoulidou M et al: Chronic norovirus infection in renal transplant recipients. Nephrol Dial Transplant 2009; 24: 1051-3

(69) Schneider T, Schreier E, Zeitz M: Noroviren: häufigste Ursache infektiöser Gastroenteritiden. Dtsch Med Wochenschr 2007; 132: 2261-6

(70) Stock I: Infektionen durch Noroviren. MMP 2007; 30(10): 362-70

(71) RKI-Ratgeber Infektionskrankheiten – Merkblätter für Ärzte: Noroviren. Stand Stand Juli 2008. Abrufbar auf www.rki.de
(www.rki.de/cln_160/nn_494558/DE/Content/Infekt/EpidBull/Merkblaetter/Ratgeber__Mbl__Noroviren.html)

(72) Snyder JJ, Israni AK et al: Rates of first infection following kidney transplant in the United States. Kidney Int. 2009; 75, 317–326

(73) European Best Practice Guidelines for Renal Transplantation. Section IV: Long-term management of the transplant recipient. IV.7.2 Tuberculosis. Nephrol Dial Transplant 2002; 17(Suppl.4): 39-43

(74) Bowden RA, Ljungman P, Snydman DR, Lippincott Williams&Wilki; Buch: Transplant infections; Auflage: 3rd revised edition 2010

(75) Schaberg T, Hauer H et al: Latente tuberkulöse Infektion: Empfehlungen zur präventiven Therapie bei Erwachsenen in Deutschland. Pneumologie 2004; 58: 255-70

(76) Borg-von Zeppelin M, Kunz L et al: Epidemiology an antifungal susceptibilities of Candida spp. to six antifungal agents: results from al surveillance study on fungaemia in Germany from July 2004 to August 2005. Journal of Antimicrobial Chemotherapy 2007; 60: 424-8

(77) Böhme A, Ruhnke M et al: Treatment of invasive fungal infections in cancer patients – Recommendations of the Infectious Diseases Working Party (AGIHO) of the German Society of Hematology and Oncology. Ann Hematol 2009; 88: 97-110

(78) Ullmann AJ, Sanz MA, Tramarin A, Barnes RA, Wu W, Gerlach BA (2006) Prospective study of amphotericin B formulations in immunocompromised patients in 4 European countries. Clin Infect Dis 43:e29–e38. doi: 10.1086/505969

(79) Herbrecht R, Denning DW et al: Voriconazole versus Amphotericin B for primary therapy of invasive Aspergillosis. N Engl J Med 2002; 347(6): 408-15

(80) Oluwadamilola A, Adeyemi A. et al: Invasive Infections with Community-Associated Methicillin-Resistant Staphylococcus aureus after Kidney Transplantation. J Clin Microbiol 2008; 46(8): 2809-13

(81) RKI-Ratgeber Infektionskrankheiten – Merkblätter für Ärzte: Staphylokokken-Erkrankungen, insbesondere Infektionen durch MRSA. Stand April 2009. Abrufbar auf www.rki.de
(www.rki.de/cln_160/nn_504504/DE/Content/In-

fekt/EpidBull/Merkblaetter/Ratgeber__Mbl__Staphy-
lokokken__MRSA.html)

(82) Bonatti H, Pruett TL et al: Pneumonia in Solid Organ Recipients: Spectrum of Pathogens in 217 Episodes.
Transplantation Proceedings 2009; 41: 371-4

(83) Freitas MCS, Pachero-Silva A et al: Prevalence of
vancomycin-resistant Enterococcus fecal colonization
among kidney transplant patients. BMC Infectious Diseases 2006; 6:133-9

(84) Werner G, Klare I et al: Vancomycin-resistente Enterokokken. Chemotherapie Journal 2008; 17(5): 183-93

(85) Tennover FC, McDonald LC: Vancomycin-resistant staphylococci and enterococci: epidemiology and
control. Curr Opin Infect Dis 2005; 18(4): 300-5

(86) Zirakzadeh A, Patel R: Vancomycin-Resistant Enterococci: Colonization, Infection, Detection, and Treatment. Mayo Clinic Proc 2006; 81(4): 529-36

(87) Linden PK: Optimizing Therapy for Vancomycin-
Resistant Enterococci (VRE). Semin Respir Crit Care
Med 2007; 28: 632-45

(88) RKI: Zur Situation bei wichtigen Infektionskrankheiten in Deutschland: Listeriose. Epidemiologisches
Bulletin 2006, Nr. 49: 435-442

(89) Rath T, Budiman D, Spieß M: Listerien-Meningo-
enzephalitis drei Jahre nach Nierentransplantation –
Fallbericht   und   Literaturübersicht.
Transplantationsmedizin 2007; 19:104-9

(90) Bortolussi R: Listeriosis: a primer. CMAJ 2008;
179(8):795-7

(91) Lowance D, Neumayer HH et al: Valacyclovir for
the prevention of cytomegalovirus disease after renal
transplantation. NEJM 1999; 340: 1462-70

(92) Trappe R, Hinrichs C et al: Treatment of PTLD with
Rituximab and CHOP Reduces the Risk of Renal Graft
Impairment after Reduction of Immunosuppression.
Am J Transplant 2009; 9(10): 2331-7

(93) Trappe R, Oertel S, Riess H: Pathogenese, Klinik,
Diagnostik und Therapie transplantationsassoziierter
lymphoproliferativer Erkrankungen. Dtsch Arztebl
2006; 103(48): A3259-67

(94) Sullivan J, Pantanowitz L et al: Targeted therapy in
Kaposi sarcoma. BioDrugs 2009; 23(2): 69-75

(95) Stallone G, Schena A et al: Sirolimus for Kaposi's
sarcoma in renal transplant recipients. NEJM 2005;
352(13): 1317-23

(96) Sakakibara S, Tosato G: Regulation of angiogenesis
in malignancies associated with Epstein-Barr virus and
Kaposi's sarcoma-associated herpes virus. Future Microbiol 2009; 4: 903-17

(97) Hirsch HH, Brennan DC et al: Polyomavirus-as-
sociated nephropathy in renal transplantation : interdis-
ciplinary analyses and recommendations. Transplantation 2005 ; 79(10) : 1277-86

(98) Randhawa P, Brennan DC: BK Virus Infection in
Transplant Recipients: An Overview and Update. Am J
Transplant 2006; 6: 2000-5

(99) RKI: Interferon-Gamma-Tests (IGRAs) – neue diagnostische Möglichkeiten in der Tuberkulosekontrolle.
Epidemiologisches Bulletin 2009, Nr. 11: 98-101

(100) Epstein-Barr virus and lymphoproliferative disor-
ders after transplantation. Guidelines for the prevention
and management of infectious complications of solid organ transplantation. Am J Transplant 2004;4(Suppl. 10):
59-61

(101) Hollenbach E: To treat or not to treat – critically ill
patients with candiduria. Mycoses 2008; 51(Suppl. 2):
12-24

(102) Monaco AP: The Role of mTOR Inhibitors in the
Management of Posttransplant Malignancy. Transplantation 2009; 87(2): 157-63

(103) Schaal KP: 4.23 Die Aktinomyzeten, in Köhler W,
Eggers HJ et al (Hrsg.) Medizinische Mikrobiologie, 8.
Aufl., pp. 434-452. Urban & Fischer, München-Jena
2001

(104) Schaal KP: Bakterielle Infektionen – Nocardiosen,
in Berger M, Domschke W et al. (Hrsg.) Therapie-Hand-
buch, 5. Aufl.. Urban&Fischer, München-Jena 2006

(105) Schaal KP, Lee HJ: Actinomycete infections in hu-
mans – a review. Gene 1992; 115: 201-211

(106) Schaal KP, Nationales Konsiliarlaboratorium für
Aktinomyzeten,Bonn (pers. Kommunikation)

(107) Tedesco-Silva H jr, Vitko S et al: 12-month safety
and efficacy of everolimus with reduced exposure cyclosporine in de novo renal transplant recipients. Transpl
Int 2007; 20(1): 27-36

(108) Nashan B, Curtis J et al: Everolimus and reduced-
exposure cyclosporine in de novo renal-transplant recipients: a three-year phase II, randomized, multicenter,
open-label study. Transplantation 2004; 78(9): 1332-40

(109) Tedesco Silva H jr, Cibrik C et al: Everolimus Plus
Reduced-Exposure CsA versus Mycophenolic Acid Plus
Standard-Exposure CsA in Renal-Transplant Recipients.
Am J Transplant 2010, 10: 1401-13

(110) Ekberg H, Tedesco-Silva H et al: Reduced exposure
to calcineurin inhibitors in renal transplantation. N Engl
J Med 2007; 357(25): 2562-75

(111) Ekberg H, Grinyó J et al: Cyclosporine sparing with
mycophenolate mofetil, daclizumab and corticosteroids
in renal allograft recipients: the CAESAR Study. Am J
Transplant 2007; 7(3): 560-70

(112) Vincenti F, Schena FP et al: A randomized, multicenter study of steroid avoidance, early steroid withdra-

wal or standard steroid therapy in kidney transplant recipients. Am J Transplant 2008; 8(2): 307-16

(113) Hernández D, Miquel R et al: Randomized controlled study comparing reduced calcineurin inhibitors exposure versus standard cyclosporine-based immunosuppression. Transplantation 2007; 84(6): 706-14

(114) Larson TS, Dean PG et al: Complete avoidance of calcineurin inhibitors in renal transplantation: a randomized trial comparing sirolimus and tacrolimus. Am J Transplant 2006; 6(3): 514-22

(115) Prince O, Savic S et al: Risk factors for polyoma virus nephropathy. Nephrol Dial Transplant 2009; 24: 1024-33

(116) Becker BN, Becker YT et al: Reassessing the impact of cytomegalovirus infection in kidney and kidney-pancreas transplantation. Am J Kidney Dis 2002; 39(5): 1088-95

(117) Limaye AP, Corey L et al: Emergence of ganciclovir-resistant cytomegalovirus disease among recipients of solid-organ transplants. Lancet 200; 356(9230): 645-9

(118) Michel D, Mertens T: The UL97 protein kinase of human cytomegalovirus and homologues in other herpesviruses: impact on virus and host. Biochim Biophys Acta 2004; 1697(1-2): 169-80

(119) Opelz G, Daniel V et al: Effect of cytomegalovirus prophylaxis with immunoglobulin or with antiviral drugs on post-transplant non-Hodgkin lymphoma: a multicentre retrospective analysis. Lancet Oncol 2007; 8: 212-8

(120) Brennan DC, Agha I et al: Incidence of BK with Tacrolimus Versus Cyclosporine and Impact of Preemptive Immunosuppression Reduction. Am J Transplant 2005; 5: 582-94

(121) Hirsch HH, Randhawa P: BK virus in solid organ transplant recipients. Am J Transplant 2009; 9(Suppl 4): S136-46

(122) KDIGO-Leitlinien zur Betreuung von Nierentransplantatempfängern. Nephrologe 2010; 5: 94-107

(123) Salles MJC et al. Influenza virus vaccination in kidney transplant recipients: serum antibody response to different immunosuppressive drugs. Clin Transplant 2010; 24: E17-E23

(124) Keshtkar-Jahromi M et al. Antibody response to influenza immunization in kidney transplant recipients receiving either azathioprine or mycophenolate: A controlled trial. Am J Nephrol 2008; 28: 654–60

(125) Scharpe J et al. Influenza vaccination is efficacious and safe in renal transplant recipients. Am J Transplant 2008; 8: 332-37

(126) Candon S. et al. Humoral and cellular immune responses after influenza vaccination in kidney transplant recipients. Am J Transplant 2009; 9: 2346-54

(127) Guidelines for vaccination of solid organ transplant candidates and recipients. Am J Transplant 2009; 9(Suppl. 4): S258-62

(128) Avery RK et al. Update on immunizations in solid organ transplant recipients: what clinicians need to know. Am J Transplant 2008; 8: 9-14

(129) Barbe-Posfay KM et al. Immunizations and transplantation – what is new and what is coming. Pediatr. Transplantation 2009; 13: 404-10

(130) Chesi et al. Immunization of liver and renal transplant recipients: a seroepidemiological and sociodemographic survey. Transpl Infect Dis 2009; 11: 507-12

(131) Humar A et al: Extended valganciclovir prophylaxis in D+/R- kidney transplant recipients is associated with long-term reduction in cytomegalovirus disease: two-year results of the IMPACT study.

(132) Fishman JA, Issa NC; Infect Dis Clin N Am 2010; 24: 273-83

(133) Hernandez D, Miquel R et al: Randomized Controlled Study Comparing Reduced Calcineurin Inhibitors Exposure Versus Standard Cyclosporine-Based Immunosuppression. Transplantation. 2007 Sep 27; 84(6): 706-14

(134) Tedesco H:ASN Renal Week 2009, San Diego, USA, Oral presentation in behalf of A2309 Study Group #SA–FC359

(135) Fairhead et al., 2012, Transpl. Inf. Dis.: Poor seroprotection but allosensitization after adjuvant pandemic influenza H1N1 vaccine in kidney transplant patients.

(136) Cibrik D, Silva HT Jr, Vathsala A, Lackova E, Cornu-Artis C, Walker RG, Wang Z, Zibari GB, Shihab F, Kim YS. Randomized trial of everolimus-facilitated calcineurin inhibitor minimization over 24 months in renal transplantation. Transplantation. 2013 Apr 15; 95(7): 933-42

(137) Novartis Pharma. Fachinformation Certican®, Stand Oktober 2012

(138) Moscarelli L, Caroti L, Antognoli G, Zanazzi M, Di Maria L, Carta P, Minetti E. Everolimus leads to a lower risk of BKV viremia than mycophenolic acid in de novo renal transplantation patients: a single-center experience. Clin Transplant. 2013 Jul-Aug;27(4):546-54.

(139) Brennan DC, Aguado JM, Potena L, Jardine AG, Legendre C, Säemann MD, Mueller NJ, Merville P, Emery V, Nashan B. Effect of maintenance immunosuppressive drugs on virus pathobiology: evidence and potential mechanisms. Rev Med Virol. 2013 Mar;23(2):97-125.

(140) Nashan B, Gaston R, Emery V, Säemann MD, Mueller NJ, Couzi L, Dantal J, Shihab F, Mulgaonkar S, Yu Seun K, Brennan DC. Review of Cytomegalovirus Infection Findings With Mammalian Target of Rapamycin Inhibitor-Based Immunosuppressive Therapy in De Novo Renal Transplant Recipients. Transplantation. 2012 93(11):1075-1085.

(141) Hagenmeyer EG, Häussler B, Hempel E, Grannas G, Kalo Z, Kilburg A, Nashan B. Resource use and treatment costs after kidney transplantation: Impact of demographic factors, comorbidities, and complications. Transplantation. 2004 May 27;77(10):1545-50.

(142) Tait BD et al.. Consensus guidelines on the testing and clinical management issues associated with HLA and non-HLA antibodies in transplantation. Transplantation. 2013 Jan 15;95(1):19-47.

(143) Nashan B. Early clinical experience with a novel rapamycin derivative. Ther Drug Monit. 2002 Feb;24(1):53-8.

Index

A

Abatacept 47
Ältere Transplantatempfänger.....................................44
AmB-Lipidformulierung..34
Amikacin 38, 45
Aminoglykoside...45
Amphotericin B 32, 34, 45
Arbeitsgemeinschaft Infektionen in der Hämatologie und
Onkologie..32
Arzneimittelinteraktion Immunsuppressiva/Antiinfektiva 44
Aspergillus-Gattung 32
Aspergillus-Infektion..33
Atovaquon...41
Azathioprin..47
Azithromycin...41, 45
Azole...44
Azol-Resistenz...33

B

Bakterien...26
Belatacept..47
BK-Infektion..14
BK-Viren...14
BK-Virus-assoziierte Nephropathie 14
B-Lymphozyten-Depletion...47

C

Calcineurin-Inhibitoren...45, 47
Candida albicans...32
Candida glabrata...33
Candida-Gattung...32
Candidiasis, invasive...32
Candidurie...32
Caspofungin...34
Ciclosporin..44, 45, 46
Cidofovir..45
Clavulansäure..39
Clindamycin...41
CMV-Erkrankung 17
CMV-Infektionen
    aktive 15
    bei Immunsuppression, Studien..............................18
    latente 15
CMV-Prophylaxe 17
CMV-Syndrom...15
Cotrimoxazol..37, 38, 41

D

D-AmB..34
Diabetes mellitus 44
Diphtherie-Pertussis-Tetanus.......................................50
Dirithromycin..45

E

EBV-Erkrankung..20
EBV-Infektion, aktive..20
EBV-Infektion, latente 20
Echinocandine 32

Enzyme linked ImmunoSpot-Test 29
Epstein-Barr-Viren..20
Erythromycin...44
European Best Practice Guidelines.......................28, 37
Everolimus..44, 45

F

Fluconazol..32
Foscarnet...45
Frühjahr-Sommer-Meningoencephalitis.......................52

G

Ganciclovir
    Resistenz..19
Gentamicin 45

H

Haemophilus influenzae B...50
Hefepilze 32
Hepatitis A 50
Hepatitis B 50
Hepatitis-C-Koinfektion...23
Humanes Herpesvirus Typ 8 (HHV-8) 22

I

IL-2-Rezeptor-Antagonisten...47
Imipenem...38
Impfungen 50
    Empfehlungen..50
    Kontraindiziert nach Nierentransplantation 51
Infektionsrisiken bei Immunsuppression.....................47
Influenza..50
Interferon-Gamma Release Assay.................................29
Interstitielle Nephritis 14
Itraconazol...34

J

Japan-B-Enzephalitis..52

K

Kaplan-Kriterien..24
Kaposi-Sarkom..22
Keime, besondere 36
Ketokonazol...45
Kortikoide..47

L

Leukopenie...44
Linezolid...39
Listerien...29

M

Makrolide...45
Mendel-Mantoux-Methode..28
Meningokokken..50, 52
Methicillin-resistente Staphylococcus aureus (MRSA)....26
Minocyclin...39, 41
Mycophenolatmofetil...45, 47
Mycophenolsäure..45

N

Nationales Referenzzentrum für systemische Mykosen..........32
Nocardia...37
Nocardia-asteroides-Komplex.....................................37
Noroviren...23
   Gastroenteritis..24

P

PCP-Infektion...36
PCP-Prophylaxe 36, 38, 41
Pilze...32
Plasmapherese..47
Pneumocystis jirovecii...36
Pneumocystis-Pneumonie (PCP)...................................36
Pneumokokken...50, 52
Polio...50
Polyomaviren..14
Posaconazol..34
post-transplant lymphoproliferative disorder.................20
Pyrimethamin...41

Q

QuantiFERON®-TB Gold In-Tube................................29

R

Rabies...52
Rapamycin...36
Rifampicin...44
Risikofaktoren..44
Robert-Koch-Instituts..29

S

Salmonella typhi..52
Schimmelpilze...33
Sirolimus..36, 44, 45
Sulfonamide...41

T

Tacrolimus...44, 45, 46
Therapie, präemptive..19
T-Lymphozyten-Depletion...47
Tobramycin..45
Toxoplasma gondii..39
Toxoplasmose
   akute..40
   Chorioretinitis...40
Transösophageale Echokardiografie..............................33
Transplantatempfänger, ältere.....................................44
Trimetrexat..41
Tuberkulin-Hauttest...28
Tuberkulose..28
   behandlungsbedürftige.......................................28
   latente...28
Typhoid Vi..50

V

Valganciclovir...17
Vancomycin-resistente Enterokokken (VRE) 27
Viren..14
Voriconazol..34
VRE-Infektion..27
VRE-Kolonisierung...27

Z

Zytomegalieviren...15